脉药心法

民间老中医的指下真谛

刘耀廉 著

中国科学技术出版社
·北京·

图书在版编目（CIP）数据

脉药心法：民间老中医的指下真谛 / 刘耀廉著 . — 北京：中国科学技术出版
社 , 2024.6（2025.1 重印）

ISBN 978-7-5236-0456-4

Ⅰ . ①脉… Ⅱ . ①刘… Ⅲ . ①中医临床—经验—中国—现代 Ⅳ . ① R249.7

中国国家版本馆 CIP 数据核字 (2024) 第 040954 号

策划编辑	韩　翔　于　雷
责任编辑	于　雷
文字编辑	卢兴苗
装帧设计	佳木水轩
责任印制	徐　飞

出　　版	中国科学技术出版社
发　　行	中国科学技术出版社有限公司
地　　址	北京市海淀区中关村南大街 16 号
邮　　编	100081
发行电话	010-62173865
传　　真	010-62179148
网　　址	http://www.cspbooks.com.cn

开　　本	710mm × 1000mm　1/16
字　　数	164 千字
印　　张	11
版　　次	2024 年 6 月第 1 版
印　　次	2025 年 1 月第 2 次印刷
印　　刷	北京博海升彩色印刷有限公司
书　　号	ISBN 978-7-5236-0456-4/R・3173
定　　价	58.00 元

（凡购买本社图书，如有缺页、倒页、脱页者，本社销售中心负责调换）

内容提要

　　脉诊，常被认为是中医的标志性技术，以其独特的"占其外，知其内"的特点用于临床疾病的诊疗辨证。通过脉诊可得知病之阴阳与病之根源，不仅可用于已病治疗的诊断，还可用于未病先知的预防、养生诊断。

　　全书共 5 章，不仅介绍了丰富的脉学理论知识及脉药辨证的要领，而且详细阐述了临证中脉诊和用药的辨证细节，将理论与实践相结合，提出了"五脏同调，六腑同治，平阴阳运五行"的特色治法。本书详细记录了民间老中医行医多年的指下真谛，弥补了历代脉书只讲理论的缺憾。

　　本书从临床实际经验出发，介绍了脉诊与辨治用药的新方法，并结合古今之变提出了新的观点和治法，是一部新颖且实用的中医著作，适合广大中医师和中医爱好者参考阅读。

曹　序

日前,《大公鸡报晓》的杨东先生转来民间中医刘耀廉老先生有关图书出版的求助信息。

说起出书的事情,我的确是出过几十本书,算是比较"高产"的中医,也比较了解国家有关规定和出版流程。

在此机缘下,按照杨东先生的指引,加上了刘耀廉先生的微信,他虽已耄耋之年,却能与时俱进,会用微信联系,也能够通过微信群为大众解疑释惑,或者帮助久病不愈的患者找到恢复健康的办法。

通过简短的了解,我觉得刘耀廉是一个值得我敬重的老先生。

刘先生自我介绍说,他出生于山东省德州市夏津县东李镇小屯村,1963 年(23 岁)时拜当地名医李先生学医多年,当时正值困难年代,伴随着家庭的艰苦,他一边为生活奔波,一边又酷爱中医,苦修各医疗名著,并拜访各家名医,继而在民间行医。

我在 1975 年开始学医行医时,村里培养的村医被称为"赤脚医生",而决定一个人行医是否可以获得资格的基本上都是村主任、厂长。那时成为一名医生,既令人羡慕,也需要很多机缘,否则就只有坎坷与挫折了。

刘耀廉先生说他于 1990—2005 年从家乡转至县城开诊所。2006—2015 年又经介绍在某药业公司中医馆坐诊 10 年(坐诊人员有十多人)。期间他多次参加国家举办的医学交流会,撰写的论文多次获奖,同时又拜访全国各地名医并与之交友,在多年的医疗实践中,医疗技术得到逐步提高,在医界同行列中,逐渐名传一方,每天都有一二百里内外的患者前来求治。由此可见,刘先生是一个自强不息的人,也颇有一番奋斗不止的历程,取得"确有专长"的经验,或者在某些领域成为独有心得的专家,也并非不可能。

刘耀廉先生说自己对心脑病、失眠、抑郁症、咳喘、脾胃病、妇科疾病、骨病、皮肤病、肝肾病等疑难杂症颇有心得，也有成功治验的显著疗效。救治了数万人的病难，并时有用一、二、三剂药，救危为安，积累了很多成功的经验。

他感叹自己，在医疗技术炉火纯青的时候，人却走入了耄年而停止医疗。但"老骥伏枥，壮心不已"，几十年来对中医学的执着热爱，促使他又拿起笔来，总结多年临床医疗经验，写了《脉药心法：民间老中医的指下真谛》一书，希望留给医界同道和杏林后代，愿有助于中医事业传承发展。

中医学是我国原创的医学体系，经历新型冠状病毒感染的洗礼，大家对中医药独特的学术理论和突出的临床疗效，以及中医药在健康中国战略和构建人类命运共同体之中的重要作用，有了更加深刻的认识。

中医学从原始经验积累到医学体系的形成，经历了千万年的漫长时期。扁鹊在中医学术史上的贡献和地位，是无与伦比的，也是不可替代的，他为中医学打下的深刻烙印，就是诊脉"尽见五脏症结"，这一特点至今仍然影响着中医学的发展方向。

现代解剖学认为，脉管、脉搏与心脏有关系，与血液循环也有密切联系，但诊脉与肝、脾、肾、肺有关系，缺乏客观依据。中医无论是《素问》所说的"脉口独为五脏主"，还是《难经》的独取寸口，都与扁鹊倡导的诊脉尽见"五脏症结"有关系。

我看了刘先生的书稿，其从脉学的源流、体系、传承入手，紧切临床，理论联系实际，深入阐述脉象、脉法的机制。这和辨证论治中的阴阳五行治法都是医疗临床取得最佳疗效的良好途径。并用七表、八里、九道为纲目，此下附载精选的方药，按照医圣张仲景和国医大师李士懋先生"以脉定证"等医家的思路方法，让理法方药贯穿起来，随后又附载系列医案，明列治法、方药，一波三折，一咏三叹，举一反三，说明脉诊、脉法在中医辨证论治中的重要意义。

初读此书，深感刘先生多年苦苦求索，不断磨砺的艰辛，也为他娓娓道来的深厚功底所佩服。

刘耀廉先生已经进入耄耋之年，希望把自己的所思所想和盘托出，以供同好，以文会友，以道解惑，以术赠人，其大爱之心，不愧苍生大医之风范。

希望随着此书问世，能够为中医事业复兴，增砖添瓦，发挥作用。

曹东义

于河北省中医药科学院求石得玉书屋

王　序 ①

　　中医书籍，古今相继著作之多，浩如烟海，今《脉药心法：民间老中医的指下真谛》带着它的新意出版问世。

　　本书是刘耀廉老师从医 40 余年来对脉诊及施治用药的颇多心得与心血，凝聚着对中医学的挚爱，对临床的执着，以平凡的临床，创造了医学的新迹，这不得不令人刮目，也赢得医界众多同仁的赞誉。他致力于发扬传统文化，传承中医，晚年总结平生临床经验，著《脉药心法：民间老中医的指下真谛》一书，将其出版。此书对当今中医的继承发展有着重要的意义。

　　观本书所著，多为刘老师临床经验和心得，在《黄帝内经》《难经》等古籍理论的基础上，将脉诊与辨治用药从医疗实际经验出发创制新法，并结合古今之变提出新的观点和治法。全书首重阴阳和整体，既有临床验案为证，又书意简要、朴实，各项眉目清楚，是一部新颖且实用性很强的中医著作。

　　我曾与刘耀廉老师在医界交往多年，他不但在医学上独有建树，而且对医界同仁谦虚，诚恳尊重他人，本书写成后，多次征求我和他人意见。我全面通读之后深感收获颇多，进而用于临床使多人受益无穷。本书是发岐黄之秘，容今人之新的多年临证精华，乐此为之序。

王怀启

于河南兰考杏林书屋

---

① 王怀启为河南省兰考县一方名医，擅长治疗风湿、类风湿病及心脑病、胃病、妇科病、肾病等。

前　言

我自幼师承本地名医李庆田，酷爱博览中医名著，多年钻研苦修，终成医林良医，悬壶济世 40 余年，名声相传，尤对心脑血管病、失眠、抑郁症、妇科、骨病、肝肾等疑难杂症的治疗颇有心得。晚年潜心治学，总结毕生医疗临床经验，先后发表论文多篇，并多次获奖。多年来呕心沥血深耕于中医临床，医疗技术得到逐步提高并攻克了多种难治病，以仁心救人于水火。在治疗上，总结多年经验，重视脉诊在辨证施治中的重要位置，临床上无不先从四诊、再处方、求疗效，从而得出诊断是辨证施治的重点。《黄帝内经》《难经》等古籍在 2000 多年前就有了四诊的论述，而四诊之末"切诊"虽排名最后，却最早形成了脉学专著《脉经》。由最早的三部九候到《脉经》经历了几代或几十代人的心血，才有了一套完整的理论体系——传统脉诊科学，伴随着中医事业于古今。

脉诊科学是传统中医学体系辨证施治四诊中的重要组成之一，它以独特的"占其外，知其内"的技术用于疾病的诊疗辨证，通过脉诊可得知病之阴阳和病的根源。其不但用于已病治疗的诊断，还用于未病先知的预防、养生诊断，如精神倦怠、食欲不振、身疲无力等，则出现脉象的虚弱无力，属身体气血无形质变化亚健康状态的人，经脉诊辨证用药以养生保健，以预防实病的产生和老年的延年益寿。另对少儿先天不足而产生的智力低下，或体虚肢弱而出现的症状，经现代科学查不出，虽治却无效的，经中医脉诊的诊断和用药多能起到显著疗效，是余深刻体会中医脉诊科学不但用于人类已病治疗的诊断，且对治未病和老幼的养生保健，更是不可缺少的脉诊科学技术。本技术所呈现的气血阴阳五行理念虽然是无形的，但它是天地万物中以"无"转化为有"形"物质的起源和必然规律，它领先于现代科学只从有形物质验证的弊端，充分显示了中医药文化瑰宝的内涵。所以到了科学盛世的今天，有着必须发展和提高的重要意义。

以当前中医事业落后的状况，脉诊科学技术更为不足，所以发展中医事业的同时更要继承和发扬传统脉诊科学技术。传统脉诊科学是中医学宝库的重要组成部分，其医理论述经典，技术非凡确切，在世代医疗事业中起到的伟大功绩，也是现代医疗事业中中医学所具有的特色。所以广大中医从业者要诚恳学习和继承发扬，为中华中医药传统文化的复兴做出贡献。同时，良医来源于好的脉诊技术，临床医师要在继承和实践中锻炼自己，以便更好地服务于医疗事业。这是每个医者的责任，也是时代赋予的使命，笔者虽年逾古稀，但对中医事业仍有拳拳之心，回顾行医济世的经历，将多年的临床脉诊技术和用药经验总结出来，仅供同道参考。

编写本书旨在为提高中医临床脉诊质量和辨证用药疗效，弘扬中医文化尽绵薄之力。因历代脉书对脉象已有专论，故本书只以重点论述和分析，以提高对脉的认识和运用。本书依据《素问》部分篇章和《难经》重点论述为基础，汲取古今医家经典论述，并结合多年临床实践经验，介绍了脉的种类、阴阳、诊脉知识、理解和脉法分析，诊脉的运用方法和三部九候脉法体会，以脉立方，并对《难经》二十四脉附方等内容进行论述。这些内容是医者初学脉、识脉、切脉到三部九候，进而掌握并提高诊脉技术的路径阶梯和成功锻炼之地。本书还列出了辨证施治用药的要领论述和医案实例参考资料，以助医疗临床辨证论治的成功运用。在治法、立方、用药方面，总结历代经验，以传统中医阴阳五行为主导的理论体系及多年临床实践感悟，创立了"五脏同调六腑同治，平阴阳运五行"为整体辨证论治的客观思维治法立方模式。笔者多年来在临床医疗，尤其是在治疗疑难杂病上，总结出治率高、治愈快的优良治法，法良方才良。所以，优良治法是把握治疗一切难治病的正确道路方向。笔者以此选取多年临床医疗中颇具代表的医案，这其中不乏自己的验方和秘方，虽为心爱，但不自秘，公示于众，略表寸心，以便医界同仁参考。增强临床疗效是中医药事业传承、创新、发展的核心，也是人民健康事业所欢迎的。

本书内容切合医疗临床实际，可使读者领会到重要的医疗心得和技术，以提高临床医疗辨治功能和疗效，以应对治疗一切难治病。同时也希望能为传统中医药"传承精华，守正创新"的中医人使命贡献一份力量。书中所述仅为抛砖引玉，如有偏颇不当之处，敬请医界同仁益友指点为盼，以达完善，提高中医学本色的辨证治疗质量，为人民的健康事业、为中医事业的发展和继承创新做出贡献，愿国医宝典源远流长！

> 望闻问切四诊参，理法方药临证难。
> 浮沉迟数知阴阳，三部九侯整体观。
> 五行治法治效高，权衡诸方非照搬。
> 脉药心法传于世，指下真谛简驭繁。

刘耀廉

目　录

第1章 脉学概述

一、脉学简史

脉学的起源最早可见于《黄帝内经》和《难经》,《素问·脉要精微论》曰:"夫脉者,血之府也,长则气治,短则气病,数则烦心,大则病进,上盛则气高,下盛则气胀,代则气衰,细则气少,涩则心痛,浑浑革至如涌泉,病进而色弊,绵绵其去如弦绝,死。"说明人体血液在脉道会于寸口所体现的气血盛衰状况和表决死生的重要意义,并论述了脉诊独取寸口的诊脉方法和脉学理论,成为中国脉学的最早奠基。

扁鹊在《难经》中将脉学理论又做了进一步总结论述。脉学理论占了全书四分之一的内容,并阐述了"独取寸口"能诊断全身疾病的原理,如《难经·一难》曰:"十二经中皆有动脉。独取寸口以决五脏六腑死生吉凶之法何谓也,然寸口者脉之大会,手太阴之脉动也。人一呼脉行三寸,一吸脉行三寸,呼息定息,脉行六寸。人一日一夜,凡一万三千五百息,脉行五十度,周于身,漏水下百刻。荣卫行阳二十五度,行阴亦二十五度,为一周也,故五十度复会于手太阴。寸口者,五脏六腑之所终始,故取法于寸口也。"①《素问·五脏别论》曰:"气口何以独为五脏主?岐伯曰:胃者,水谷之海,六腑之大源也。五味入口,藏于胃,以养五脏气,气口亦太阴也。是以五脏六腑之气味,皆出于胃,

---

① 综上所述,古代计时以漏水为标准,一昼一夜下百刻,水下一刻,应脉一百三十五息。每息脉行六寸,则一刻脉行八丈一尺。水下二刻,一周循环即每十六丈二尺,脉气在全身循行一周身,复还于寸口。脉行五十度,是指漏水下百刻,脉气循行五十个周次,共计八百一十丈,复出于寸口,谓之一大周,环绕全身。荣卫在白天循环二十五个周次,在黑夜也循环二十五个周次,这样谓一周。所以到五十个周次时又重会于手太阴的寸口。人的脉气如果能够经常保持一昼夜运行五十周的话,身体可健康无病。若失此长度,则为太过或不及,为有病。需要提及的是,本条所述的某些数字,与实际有出入,仅供参考。

变见于气口。"气口者，脉之大会，手太阴之脉动也。胃为水谷之海，六腑之大源。五味入口于胃，充灌四维，以养五脏之气。其消磨水谷，化生精气，分输脏腑经络之权，全在于脾，脾以太阴而含阳气，故善旋动也。肺为手太阴，气口者。肺经动脉与足太阴同气。故五脏六腑之气味，皆出于胃，自胃而输脾，自脾而输肺，自肺而注入经脉，变见于气口。所以气口（寸口）为脏腑诸气所会宗，独为五脏之主，可以察脉之动态，以决人吉生凶死也。

《难经·二难》曰："脉有尺寸何谓也？然尺寸者，脉之大会要也。从关至尺是尺内，阴之所治也。从关至鱼际是寸口，阳之所治也。故分寸为尺，分尺为寸，故阴得尺内一寸，阳得寸内九分，尺寸终始，一寸九分，故曰尺寸也。"

《难经·三难》曰："脉有太过，有不及，有阴阳相乘，有覆有溢，有关有格，何谓也？然关之前者，阳之动也，脉当见九分而浮。过者，法曰太过；减者，法曰不及。遂上鱼为溢，为外关内格，此阴乘之脉也。关之后者，阴之动也，脉当见一寸而沉。过者，法曰太过；减者，法曰不及。遂入尺为复，为内关外格，此阳乘之脉。故曰覆溢。是其真脏之脉，人不病而死也。"[1]

太过、不及则阴阳偏胜矣，覆溢关格见矣。覆者自上之下溢者。关者阳气太盛，阳气不能营于阴，阴遂上出而溢于鱼际，为外关内格也，为阴脉乘阳。阳外关而不下，阴内出而格拒之，其为病，外热而内液汗不休，内寒胸满吐食。格者阴气太盛，阴气不能乘于阴，阴内外不能上阳，从外入而格拒之，其为病内热而大小便闭，外寒而手足厥冷。[2]

上述，因气口为五脏之主，脉在尺寸中，又有阴阳相乘致阴阳偏胜，

---

[1] 溢者，如水自满也；覆者，如墙之倾覆也。如出现下覆上溢的脉象，都是阴阳相互隔绝的真脏脉，即使不见明显的病症，人也会死亡。

[2] 阳气太甚曰关；阴气太甚曰格。外关内格者，为阴格于内而阳关于外的阳盛之病，为外热而汗液不止致内寒，内寒又津液亏而致脾胃运化失常，出现胸满吐食。内关外格者为阴气太盛，阴气胜阳则虚，阳虚则外寒侵入，致阳格于外而阴关于内的阴盛之病，为内热而致大小便不通顺，并出现外寒手足厥冷。

而出现阴阳不同程度的脉症。阴阳者，人生气血之根本，中医诊断学辨治的准绳，所以传统脉学在阴阳的论断仍为当今医疗科学起着纲领性的指导意义。

《素问·三部九候论》首先提出三部九候，全身遍诊法。将人体分为头部、上肢、下肢三部，每部有天、地、人三个动脉，所谓九候也就是每个部位诊的是一个器官或一个脏器的状态。而《难经》认为"九候者，浮中沉也"，在寸口的寸、关、尺三个部位，脉诊时以轻按重按分浮、中、沉，即浮候肺气，沉候于肾，中候胃气、心、肝，以判断其脏腑功能的状态，并提出了原气脉法、阴阳脉法和脉诊与望、闻、问合参等脉学理论，为后世尊奉并应用至今，为中华脉学奠定了坚实的基础。

《脉经》是我国最早的脉学专著，作者王叔和总结发展了《黄帝内经》《难经》以及张仲景、华佗等医家的脉学理论，并结合自身的临床经验进行论述。后世的《脉诀》《诊家枢要》《濒湖脉学》等都是中医脉学的精髓宝典，内容丰富并归纳为纲目，有条不紊，能使人"占外以知内，视死而别生"。其中尤以《濒湖脉学》深入浅出，易读易记，成为我国脉学史上流传古今，影响最大的脉学专著。这些著作皆为人类的繁衍生息健康事业做出贡献，在医疗临床脉诊辨证中，传递着中华脉学的真理智慧力量。

中医脉诊理论技术在四诊过程中，像无形的"信息眼"洞察出人体在阴阳表里寒热虚实、气血津液、脏腑、经络等各方面的情况，以丰富的切脉经验为辨证论治提供了各方面的病因、病机、病理变化状况。病由六气七情所伤，五脏六腑各有阴阳兴衰之变。又有同病各人而异，和病因时而变等情。若只以耳目与问诊，不经脉诊哪能知其病机和病理随之变化所在。现代医学只以"唯物论"观念的"检测"为标准，只能检测有形之病，而对于阴阳气血盛衰所致无形之病、亚健康状态人群，以及有形之病所产生的脏腑病理因源，是不能体现的。人类是大自然产生的生命，是具有阴阳气血的有机体，疾病的根源是阴阳失调。如《素问·阴阳应象大论》曰："阴阳者，天地之道也，万物之纲纪，变化之父母……故治病必求于本。"这是说万物依赖阴阳才能存在，一切事物都在变化之中，而变化的根源在于阴阳。又曰："善诊者，察色按脉，先别阴阳……按尺寸，观浮沉滑涩，而知病所生以治，无过以诊，则不失矣。"善诊者，明医也。因气口脉为五脏之主，结合四诊从诊脉中以浮、沉、滑、涩可辨出疾病的阴阳虚实。再以细察各脉，才能治无过而不失也。这说明了《黄帝内经》在四诊辨证中对脉诊和阴阳的重视，同时也提示了脉诊科学在中医辨证论治中不可缺少的重要意义。

在现代高科技发展的时代，精密仪器的检测仍代替不了传统脉诊技术。但在中医辨证中可结合精密仪器相关检测资料，明确望诊的征象，以取得更好疗效。只有传统脉诊技术才能明辨出人的整体脏腑阴阳五行气血机制，以此进行辨证论治，才能达到扶正祛邪，治根治本。这体现了传统脉诊文化超前的辨证思维方法，对人类的生命理论和健康的贡献，尤其是在现代社会人们对疾病的治疗、保健中，起着历史性不可缺少的重要意义。所以传统脉诊科学的传承是每个医者的责任，是做好临床必须认真学习和熟练掌握的技能。

二、历代大自然的变化与脉学

时代变迁，传统中医学伴随着历代的变化而发展。现笔者回顾童年至今八十多年来，大自然的变化和社会境况与以前就有些不同了。记得在新中国成立前后时期，冬天天气寒冷得多，屋檐、树枝下冰挂如链珠。夏天雨水多，遍地河、塘溢满，井水浅，吃水靠水井，二至三米深就可提水喝。野生龟、鳖、蝎子、土鳖虫、蜈蚣等动物药（皆为名贵中药）和路边高坡野生草药很多，如蒲公英、大小蓟、蒺藜子、苦菜等。

笔者童年社会经济穷困，人们的生活条件差，身体素质低下，得病多因外感伤寒或贫血、低血压等，但传统中医药兴盛，名中医近地皆有。中医药是治疗各病的主要医疗力量，人们的疾病大多是靠中医药治疗的。以上是笔者对传统中医在近时代变化的大体记忆和印象，在远古历代几千年大自然与社会时代的进展中，会有更多与现在不同的变化。但以《黄帝内经》《难经》为主的传统医学，以广阔完整的理论技术和辨证多变的能力，应对着时代进展中大自然的变化，为人类的健康事业立下了伟大功勋，它深入人心，与人类息息相关。民国时期，虽有反中医者，但终被历史抛弃。新中国成立后，更是将传统医学视为伟大的宝库和瑰宝。

新中国成立后，由于大自然环境的污染，气温逐步升高，多年干旱少雨，地下水深度下降几十米，提水吃水井不见了。一些野生动物和植物药材也减少了，变为人工种植或养殖，因而出现了某些药材的短缺和质量的下降。与此同时，社会物质极大丰富，生活条件提高，体力劳动减少，虽然生活条件改善了，但对人们身体健康产生了不利的影响，一些新老疾病的出现增多，如高血压、高血脂、高血糖、心脑病、肾病和肿瘤等，亚健康人群也日益增多。自新中国成立以来，国家多次颁发发展振兴中医药事业的新政策，"需要遵循中医药发展规律，传承精华，守正创新"，在中西医药相互补充结合中，充分发挥中医药防病治病的独特优势和作用。同时，人们也感悟到现代医学的治疗给予人体刺激的弊端，对中医药治疗的需求，是中医药事业发展的契机和光明。所以广大医者要在传统中医药的基础上去探讨、研究、创新、总结，以巩固发展中医药事业。

面对以上这些，由于天地大自然之变，新、老疾病的出现和增多，某些药物的减少，质量的下降，已影响到临床疗效和用药的选择，必在临床中尊古规疗法下"守正创新"，在临床中用同类药辨证更换，或提高某些药的剂量，以达疗效。

人们为了身体的健康，养生保健是首选，在《黄帝内经》"不治已病治未病"为主的理念指导下，做好新时代环境下的养生保健以防病治病。因人是天人阴阳相应的气血有机体，必在天地阴阳自然环境中做好养生保健，增强身体素质才是根本。在中药的养生保健和治疗上，人们认识到只有绿色中草药才是增强身体免疫力以保健预防、治疗疾病的最佳选择，显示出中医药瑰宝在养生保健和治疗中的博大魅力。

在历代对疾病的临床脉诊中，对病症的诊断、研究、鉴别是每个医者在脉诊辨证中的常务和职责。笔者通过在临床对很多亚健康人群脉诊中发现，很多沉弱脉和尺部无脉，重者关部、尺部都无脉，虽对于老年和病弱之人无所为奇，但在青年、中年人中也不少出现，甚至在部分少儿生来免疫功能低下和患先天性疾病者中也有出现。尺脉为肾经人生之根本和先天生殖系统，是人身体强弱的根源。依脉诊可知现代社会存在着低素质体征和亚健康人群不易知晓的一个主要隐源。现代高端仪器的检查是发现不了的，只有中医脉诊才能知晓，真正显示了中医脉诊科学的"神智"功能。中医脉诊技术对身体的诊断科学如能引起人们的重视，依此诊断加强中医的养生保健，优生优育，不但对于现代人们的防病和治疗有益，而且对于现代人们的繁衍生息有着更大意义，同时也体现了继承发扬传统脉诊科学对健康事业发展的重要意义。

古代时期人们高大健壮，因皆是体力劳动，故沉弱脉和关后无脉是很少见的，《脉经》中将其定为危脉。《濒湖脉学·四言举要》曰："神门决断，两在关后，人无二脉，病死不愈。"又曰："上不至关，阴气已绝，下不至关，阳气已竭。"《脉经》称左右两尺脉为"神门"，即肾中元阴元阳通心脑之"神"，为生命之"神门"。这说明人体气血衰弱先衰于肾，元阴元阳衰竭，气血一一衰退，可致"病死不愈"。因而可见尺部脉象对于人体的重要性。

若气血衰弱再进一步发展，要出现《濒湖脉学·四言举要》所论的真脏脉（无胃气脉）、怪脉、死脉等，"肾脉将绝，至若省客，来如弹石，去如解索，命脉将绝，虾游鱼翔，至如涌泉，绝在膀胱，真脉既形，胃已无气，参察色症，断之以臆。"如是出现这些垂危之人的脉象病就难治了。

以上是古代医家对气血衰弱出现尺脉虚无和危垂脉象的确切论断，是现代医疗宝贵的脉诊依据。在《难经》八十一难后的二十四脉附方中，促脉和牢脉也属危症但没有立方。在张仲景《伤寒杂病论》中对少阴（肾）病脉，脉微欲绝和无脉症，以下利清谷，里寒外热，手足厥逆，立方通脉四逆汤，气血虚弱者加人参，以温阳补肾，恢复气血。给以关后无脉，病死不愈，立出了回生之路。同时说明了阴阳是治疗疾病，恢复气血的动力。笔者在多年的医疗实践中，总结古代流传脉象和治疗经验，尤对现代多出现的尺部无脉，甚而关部、尺部都无脉，也依此阴阳辨证诊断立方。对多出现的脾胃病、肝胆病、高血压、心脑病、疑难杂症及一些危病等，在治疗调理上都以抓住肾中阴阳这个根本为主，因肾中阳气能升高多少，气血就能增加多少，是全身气血恢复和"病死不愈"的总枢机关。常用方剂除人参四逆汤外，还有黄芪附子汤、益元汤、附子细辛汤、右归丸、补真丸等，以症、脉加减应用，多能以复脉病愈，书中医案病例和文中讲例中各有记载。

本书以古医天人相应之论，总结历代经验，在辨证论治立法原则上，创新提出了以人体五脏六腑阴阳五行气血机制客观规律为基础，以"尺脉"阴阳为根本，临床辨证以立法制方，是在治疗科学学术上的独特创新。它极大地调动了人体阴阳及五行生化力，增强了整体的免疫功能，对治疗一切慢性病和疑难病疗效高，痊愈快。除特殊疑难病外，一般常见病和难治病可在一至三周，或一个月内治愈，提高了治愈率，超过了治期为一至两三个月常规的疗程。在此辨证论治思维观念下，对历代和医界的难症予以探讨、研究，如抑郁症，精神病的成功治愈，以及肾炎、尿毒症、糖尿病、心脑病、小儿先天性疾病及肿瘤病等多种疑难杂症皆取得治愈和显著成效。皆归于医疗临床在医疗学术上的创新，是作为新时代每一位医者的良知和责任，对广大患者的同情心，在历代传统中医药科学事业的奔波中，去探讨、研究，做出创新以推动中医药事业的发展。

近代医界各医家，以历代医家治疗各癥瘕（肿瘤）病的理论经验，以扶正祛邪的原则，虽然出现了洪脉、疾脉等危重脉象，但大胆探讨、研究、创新，结合现代医学检测资料，对癌症的成功治愈，起到了"起死回生之效"。这已经成为现实，并在医界多有报道，当前尤其是一民间中医献出了所有癌症的治疗方法，受到医界和广大患者的高度赞扬，其治方首以增强脏腑气血免疫功能而得到显著疗效。又如去年一淋巴癌患者，在医院化疗和吃药半年多无效，已致后期危症阶段，后采用免疫疗法使病逐渐获愈。因中医药科学的治疗是以通过脉诊，平衡阴阳、扶正祛邪治疗为原则，再以地道绿色中药的功效，增强人体的免疫功能获得最大的治疗力，正是体现了中医药科学的特色疗法，治愈成果颇多。希望广大医者尽快领会并掌握本治疗技能，能尽早消除这类疾病带来的痛苦，及其治疗带来的严重经济负担。

上述，时代和社会的进展，大自然气温的升高、环境污染等原因，已给现代社会造成一些负面影响。从严重急性呼吸综合征到新型冠状病毒感染，在国家以中西医并重，相互结合共同抗疫政策的领导下，中医明家以总结古代治温病经验，以当今疫毒的证情，制订了灭毒疗效显著的治疗方法。在病毒变异难治的情况下，中医以对脏腑经络阴阳虚实辨证的特色，和中医药以扶正祛邪对变异病毒全杀的功能，显示了中医学瑰宝博大精深的知慧力量。运用历代战胜二百多次瘟疫的成功经验，又在当代疫情中立下了丰功伟绩，救治了大批患者，不仅回击了那些说中医不科学的言论，更证明了中医的科学性。所以，我们广大医者要努力在继承、发扬中去探讨、研究、创新新的医疗成果，以推动中医药事业新的发展，为当代人民的健康事业做出贡献。

三、脉药心法的学习要领

如此深奥的脉学理论，仅凭借诊脉过程中的三指，就可"占外以知内，视死而别生"。要想感知人体脏腑气血阴阳寒热盛衰情况，就需要逐步积累临床切脉经验，成为切脉能手。每个成功大家无不从脉诊的认知难点学起，《黄帝内经》《难经》《脉经》《濒湖脉学》等医书记载的理论、技术是每个医者学习的理论基础。脉书之多，可以从易学易记的《濒湖脉学》开始，在此基础上，再以习读其他脉学，以综合丰富脉诊理论知识。在初步学习中，重点以二十七脉脉象描述内容，反复学习、背诵和切摸自手之脉，再去切摸别人之脉，感觉脉的形象和脉与脉之间，自手之脉与别人之脉的差别，总结出正常人与病人脉象的规律和要点，这就是每个医者学脉之路的起点。后再在临床中切诊各种不同病症的脉象去深刻体会，如热证则脉数，寒证则脉紧，病盛则脉洪，病弱则脉弱，腰痛脚重则尺脉沉而细小，脾湿则脉缓，痰饮则脉滑等。这样从脉象描述到临床病症，从实际病症中再结合书中的脉学理论去体会每个脉和综合脉象的含义，这样就在长期临床实践中增强了对脉象的认识和记忆。

关于二十七脉的掌握和运用，本书在传统脉学的基础上，梳理了脉的种类和阴阳、正脉与病脉等脉的认识与分析，阐明了脉法机制，详述诊脉方法、脉象主病、以脉立方到三部九候脉法等临床实用技巧，以便充分认识、鉴别、理解、掌握和运用。结合诊疗实践去认识、理解各脉定义，相类脉的组合，脉象分析等，而知各脉主病及规律，用三指下六脉通过举、按、推、寻等手法辨出各脏腑阴阳、寒热、虚实等方面的信息，其中阴阳为首要。以脉法机制感悟每部脉与五脏六腑各脉之间是相互联系的整体气血的机制关系，进而在临床中诊断出病的证候属性，为立法用药打好基础。这样在长期的诊疗过程中逐步增加对脉的深入认识和理解。书中诊脉方法、三部九候脉法体会是助读者在临床诊病辨证实践中取得成功的主要参考内容。在长期的医疗实践中，反复总结，在实践中掌握运用，进而逐步提升脉诊辨证功能。

以脉辨证立方，是医者在医疗临床以脉辨治用药的关键，是医患两家追求的最终目的。就以脉立方用药而言，笔者初学时也经历了一个多方寻求之路。在学习《难经》中以脉附方和脉的有关论述后，使我受益匪浅，也成为我在初学时期的"良师益友"，从迷蒙中看到了引导方向。故今在书中以《难经》后附方为基础，编写出二十四脉附方，以助辨证立方参考应用，在临床四诊辨证中还要据证变化以化裁，以对证立方。举例二十四脉附方中：浮脉，左寸浮，以小柴胡汤祛风解热；如脉浮数有力为邪盛，参考洪脉或实脉，当以连翘汤或合黄连汤以证化裁；如脉浮紧，发热汗不出者为风寒所袭，以桂枝汤化裁；如脉浮而无力，并面色苍白，属内虚为气血不足之证了，当从濡脉和微脉条，以生脉汤合人参养荣汤以证化裁。浮脉之变还多有浮缓、浮散、浮芤等。又如沉脉临床多见，但沉脉中有迟、数、紧、弦、伏、滑之别。在沉脉左寸条，立方有人参附子干姜甘草汤或黄连贝母汤据证化裁。以上举例说明二十四脉附方，以助读者在临床辨证立方中，据证化裁应用。同时也是对古典医学脉症附方的继承发扬，以助临床辨证立方参考应用。

在医疗临床辨证论治中要先立出治法，才能立治方，有了正确优良的治疗原则方向，治方才会优良。为此，本书在辨证施治中论述的以人体五脏同调、平阴阳运五行辨治法，是所有难治病症的综合辨治法。另外，《黄帝内经》中有病机十九条，而治法是根据病机属性立出的，故还有很多治法。如《素问·至真要大论》曰："治诸胜复，寒者热之，热者寒之，温者清之……急者缓之，坚者软之……"又如：温阳祛寒法，滋阴清热法，肝脾同调法，肝肾同治法，活血化瘀法，上病下治法等。治疗方向已确定，治方也就应法而立了。以上说明选择了优良治法，治方才良的道理，这是作为一个医者应该掌握的，也是辨证施治的关键。

综上，医者在长期的医疗实践中，还要去学习探讨适合自己医疗方面的传统医疗经典，以解决在医疗实践中所遇到的难题。这是一个从学习到实践反复多年的过程，本书对各医籍医案有关脉、证、方药的论述谨以学习和参考应用，也是笔者所经历的医疗道路。如《金匮要略·血痹虚劳病脉证并治》曰："血痹，阴阳俱微，寸口关上微，尺中小紧，外证身体不仁，如风痹状，黄芪桂枝五物汤主之。"此以指出寸口关上（为阳），微则气虚，尺中（为阴），小紧血虚而受风寒的阴阳俱虚证，身体疼痛的主治方药。又如《古今医案按·女科》中曰："脉至而从按之不鼓，乃阴盛格阳当作寒治……知由阳虚不能健运，故亦凝滞而作痛，以证参脉，宜用助阳……以参芪归术大剂加桂附……"本案告诉我们阴盛阳格之脉证的脉法、诊断及用药，也就丰富了我们的医疗经验。另在《金匮要略》《伤寒杂病论》《万病回春》《医方集解》《古代名医真假疑似病案赏析》和《千家妙方》等诸多古今医典名著，尤其是古籍在医案以脉、证为主的方案论述，是每个医者在医疗实践中深刻体会学习的指南和准绳，可以铭记在心，以提高脉诊技术。

古往今来，名医者深知医理，颇懂药性，用药如用兵，故百战百胜。要想真正理解、学懂、掌握和运用好中医药本草，中草药书是关键。古今中草药书有《本草纲目》《临床实用中药辞典》等，而清代黄宫绣在其他书的基础上去伪求真，集平素之治验，采百家之精粹，著成《本草求真》一书，是"欲求真读医书以为真医，则其医尤真而不伪"的学习中草药的好书，笔者读后深感为经典医籍。本书有实际识别中草药的形色、药性、气味，炮制煨炼等用药技术，药入脏腑经络的功效，配伍方剂及其与同类药的性能功效比效和药入各经功效的综合讲义等，可让读者对书中药理有真切理解，并更好地用于医疗实践中。

第 2 章　脉学基础

一、脉的定位方法

现代脉诊的左右寸尺关，六部定位的寸口诊法，来源于历代医家的论述，如《素问·脉要精微论》《难经·十八难》，以及李时珍的《濒湖脉学》等。古今医家有诸多论述，我们要继承学习并发扬。此以明代著名医家龚廷贤的《万病回春·万金一统述》中所论的简明总结来说明：脉者，天真委和之气也。三部者，尺、关、寸也。九候者，浮、中、沉也。五脏者，心、肝、脾、肺、肾也。六腑者，胆、胃、大肠、小肠、膀胱、三焦也。

左手寸口，心与小肠之脉所出，君火也。左手关部，肝与胆之脉所出，风木也。左手尺部，肾与膀胱脉所出，寒水也。右手关部，脾与胃之脉所出，湿土也。右手寸口，肺与大肠之脉所出，燥金也。右手尺部，命门与三焦之脉所出，相火也。每部中各有浮、中、沉三候也，三候，三而三之，为九候也。浮者，主皮肤，候表及腑也；中者，主肌肉，以候胃气也，沉者，主筋骨，候里及脏也。寸为阳，为上部，法天，为心肺，以应上焦，主心胸以上至头之有疾也。关为阴阳之中，为中部，法人，为肝脾，以应中焦，主膈以下至脐之有疾也。尺为阴，为下部，法地，为肾命，以应下焦，主脐以下至足之有疾也。

上述可知，左寸诊心脑循环系统，右寸诊肺呼吸系统，左尺诊元阴泌尿系统，右尺诊元阳生殖系统，左右两关共诊消化系统，界划了然，心有定数。但治病也不能局限于此，如头痛在上，本应寸寻，但六经都能引起头痛，故要各寻其部；淋证除尺寻外，因金能生水，而又寻于右寸，肝为疏导，而又寻于左关；脾胃泄泻，本应寻于右关，因火能生土，而又必寻于右尺等，这是依五脏属五行的相互生克变化所寻。以上所述供临证参考。

二、脉的种类和阴阳

历代以来，各医家所述脉的种类各不相同，我国最早的脉学专著《脉经》吸取《黄帝内经》《难经》等论述，提出二十四种脉象；《景岳全书》提出十六种；李时珍《濒湖脉学》提出二十七种，在临床中最实用也最普遍；李士材《诊家正眼》又增加疾脉，故近代多从二十八脉论述。

《难经·四难》曰："脉有阴阳之法，何谓也？然呼出心与肺，吸入肾与肝，呼吸之间，脾受谷味也，其脉在中。浮者阳也，沉者阴也，故曰阴阳。"

心脉浮大而散，为阳中之阳；肺脉沉而短涩，为阳中之阴；肝脉牢而长，而阴中之阳；肾脉按之濡，举之来实按之虚，为阴中之阴；脾在心肺与肝肾之中，属土位中，其脉浮沉过中，是阴阳之脉也。五脏之脉不一，不越乎浮与沉，所以为阴阳之法也。

经古今医家的总结，将二十八种脉象分为阴阳两大类，以浮、数、实为阳，以沉、迟、虚为阴；以浮、数为阳为表为热，以沉、迟为阴为里为寒；以有力为实为阳，以无力为虚为阴；以脉长大为气盛，以脉短小为气衰。

现代中医学对脉学以"浮、沉、迟、数、虚、实"作六类分脉法。也谓六步诊脉法。也就是"浮、散、洪、濡、芤、革"为浮脉类；"沉、伏、牢、弱"为沉脉类；"迟、缓、涩、结"为迟脉类；"数、疾、促、动"为数脉类；"虚、细、微、短、代"为虚脉类；"实、华、紧、长、弦"为实脉类。

又将阴阳两大纲统括二十八脉。

属阳脉象：浮、数、实、洪、长、紧、弦、滑、芤、革、濡、散、促、动、疾。

属阴脉象：沉、迟、虚、弱、微、短、涩、伏、牢、缓、细、结、代。

切脉可以知人身气血之盛衰。气血盛则脉盈，脉动有力；气血衰则脉衰，脉动无力。以上阳脉中浮、数、实、洪、长、大、紧脉，皆为阳盛太过，有余，为火旺，火旺则阴必亏。以上阴脉中沉、迟、虚、微、细、弱、短、小脉，皆为阴盛不及，为不足，为火虚，火虚则水必盛。又脉之浮、数、大、芤、弦、滑无力者为虚，虚为阳气不足；脉之沉、弦、紧、数、长、实、伏、滑有力者为实，实为阴中火郁。皆以有力无力（辨脉要点）而辨之。总之，火有阳火和阴火，阴阳中皆有不足之气，用药皆以平其有余之火和助其不足之气，以调之和平。简而言之，只此两法，人之千万病形，都在"人活一口气"，以盛衰为之。又有五行生克变化，由在二十八脉中揣摩，阴阳乃是人生气机的宗旨。本段是对脉诊阴阳重点的分析总结，是医者必须掌握且是容易掌握的。

三、诊脉时间

《素问·平人气象论》曰："人一呼脉再动，一吸脉亦再动，呼吸定息脉五动。"五动一肺，二心，三脾，四肝，五肾也。一息五动则遍周五脏矣，十息则五脏循环十次，五十动而不见止是五脏无病。否则有止脉则有病。盖因吸者阳随阴入，呼者阴因阳出，阳不能荣于下唯至肝而还，不至于肾，则肾气先绝，此所以不满五十动而先止者有病也。因此诊脉不能少于五十动，还要更多些为好。按时钟计算每手在一分半，最好的诊脉时间是两手在四至五分钟，以知五脏何病何原因。实践证明如诊脉时间不足，隔几分钟脉又会出现他象，所以医者要严肃认真，绝不能草率了事。

在诊脉时间上每日清晨是最理想时间，因此时的脉象能灵敏地反映脏腑生理信息，且不受饮食、运动、情绪等因素的影响。但这样好的时间因实际情况的限制，病者一般很难做到。故现在主要是让病者诊脉前在安静环境中休息片刻，不受其他因素的干扰，再行诊脉，以便于仔细察辨病者脉象节律变化。

四、诊脉方法

诊脉方法是决定诊断效果的关键过程。以古代脉学总结，其方法是先以中指按于掌后高骨内侧关位，再以食指按于关前的寸位，无名指按于关后尺位。然后医者必先调平自己气息，再用轻按、中按和重按三种手法在每部都以举、按、推、寻几种手法，以辨脉之阴阳。轻而取之为举，在皮肤之间，阳也，腑也，心肺之应也。重按取之，阴也，脏也，肝肾之应也。不轻不重为中取，其脉应于血肉之间，阴阳之间，脾胃之应也。推是左右推测，寻是上下揣摩，上之鱼际下至尺。依此，逐步寻究，一呼一吸之间，四至五至为平脉，如有太过不及，则为病脉，看在何部，各以其部断之。

凡病之脉，见在上为上病，见在下为下病，左者左病，右者右病。左脉不和，为病在表，为阳，主四肢；右脉不和，为病在里，为阴，主腹脏，依次推之。

诊脉辨脉更是进一步的关键，同时也是学习诊脉之法。三部之内，脉之形状不同，有大小、浮沉、迟数等，而又非一脉同见。如浮而弦，浮而数，沉而紧，沉而细之类，将何以辨之。大抵提纲之要，以六部诊脉法，不出浮、沉、迟、数、滑、涩之六脉也。浮为阳、轻手而得之，如芤、洪、散、大、长、濡、弦之类。沉为阴，重手而得之，如伏、沉、短、细、牢、实之类。迟者一息脉三至，而缓、结、微、弱皆迟之类。迟数之脉，以呼吸察其至数之多少。滑涩之脉，则以往来察其形状也。数为热，迟为寒，滑为血多气少，涩为气多血少。以上为六脉纲领引领各脉，切记。

如再以形分辨：脉之浮、沉、迟、数、滑、涩、虚、实、紧、缓、长、短之相反。

又洪数俱大，而洪粗大有力；微（浮）阳弱，细（沉）为阴弱（细小于微），芤类浮而边有中无；伏类沉而边无中有。

如豆类摇摇不定者动也；如鼓皮而如如不动者革也。

弦直以长如弓弦有形也；散大而散有表无里无形也。

濡以极软而浮细；弱以极软而沉细。

数止为促，缓止为结，疾急无止故为对待。

代则无对。此二十七脉之形也。

综上，诊脉的千头万绪都要落实到诊脉辨证中，明确先辨什么，后辨什么。第一步，先要辨出每个疾病属哪类阴阳性类型，也就是疾病的证候属性，一般常见，如六脉浮数实者为阴虚火热型；六脉沉短或兼迟者为气阴两虚或虚寒型；左尺沉虚寸关脉盛者为心肝火盛型；左右两尺皆沉虚，上两寸关脉盛者为阴虚肝胃火盛型；右关尺沉虚为脾肾阳虚型；左关尺沉虚致两寸及右关脉盛者为阴虚内热型。又左寸沉虚者为心阳虚；右寸沉虚者为肺气虚；左关沉虚者为肝阳虚等。

第二步，在辨出疾病证候属性的同时，对出现的各种脉象，分辨各主何病。如浮数风热，浮紧风寒，浮缓风湿，浮滑痰热，浮弦痰饮，在左寸，浮而洪数，心经热，浮散心烦，浮而虚迟，心气不足，浮濡阴虚，浮芤失血……数而有力为热，在左关为肝热目赤，在右关为脾热口臭，胃烦呕逆，在右尺小便赤，大便秘……沉数热伏，沉紧冷痛，沉缓水蓄，沉细痹湿，沉迟腹脏寒痛，沉涩寒痛……两寸迟为气不足，关迟筋寒手足冷，尺迟，女人不月，脏寒泄泻，小腹冷痛，腰脚重……弱为精气不足，元气亏耗，致心悸自汗、肾虚耳鸣、脾胃不化、下焦冷、大便滑等。需要把二十七脉和兼脉都掌握好。

第三步，诊脉在四诊之末，要与前三诊（望、闻、问）的症因结合起来，最终要定出病属何阴阳类型，与其他脏腑的相互影响程度，统一辨证总结，再以施治立法立方用药。

五、脉象会要

脉是人体气血在脉道运行的体现，以各种形体、大小、迟数、有力无力之象而分之。早在元代《诊家枢要》中就做了脉象统会。笔者又做了脉要主病歌和脉友，以更好地识脉和运用。

浮沉以举按轻重而言，浮甚为散，沉甚为伏。

迟数以息至数多少而言，数甚为疾，数止为促。

弦缓滑涩以体性而言，弦甚为紧，缓止为结，结甚为代，滑以统动。

长短以部位之过不及而言。

大小以形状而言。

如将李时珍的二十七脉分作。

浮——沉	芤——革
迟——数	弦——牢
滑——涩	濡——弱
虚——实	散——细
长——短	伏——动
洪——微	促——结、代
紧——缓	（少疾脉）

脉为气血之先，气血盛则脉盛，气血衰则脉衰，气血热则脉数，气血寒则脉迟，气血微则脉弱，气血平则脉缓；又长人脉长，短人脉短，性急则脉急，性缓则脉缓，反此者逆，顺此者从。

浮沉候阴阳，迟数候寒热，洪实虚散微弱候盛衰，紧为寒与痛，弦缓滑皆为湿痰饮象，涩因血少，芤革皆因脉中空，濡细皆为血虚气衰又伤精，伏牢有聚，长者实短者虚，结好医代难还，疾促更入危中难。阴得阴者从，阳得阳者顺，违之者逆。

脉友：左右寸关尺六个脉位，代表着五脏六腑。两个脉之中都有着相互的关系，这个关系即视作"脉友"。以脉的机制关系进而可洞察出各脏腑功能和在五行生克变化中的病机病理变化，以更好地临床辨证。六脉友邻关系如下。

①以左右论：左寸与右寸为友，心主血，主神。肺主气二者相依，共为人身之统帅。左关与右关为友，肝主疏泄，脾主运化，二者相依为友共为中焦升降中枢机关。左尺与右尺为肾中水火之友和阴阳之脏，以阴生阳化，为全身气血生化之根。

②以上下论：左尺与左关为水木之友，为水木生化之源。左关与左寸为血友，心生血，肝藏血。左寸与右尺为火中之友，右尺为相火，左寸为君火，为凡火，凡火来源于相火。右尺与右关为土火之友，二者相互资化，为先、后两天。右关与右寸为金土气化之友，在气化中化精布津。右寸与左尺为金水之友，互为水液分泌与肃降之功。

六、脉象主病

《脉诀刊误》注以诊寸口关前关后主病法：关前为阳名寸口，关后为阴直下取。

阳弦头痛定无疑，阴弦腹痛何方走。①

阳数即吐兼头痛，阴微即泻脐中吼。②

阳实应知面赤风，阴微盗汗劳兼有。③

阳实大滑应舌强，阴数脾热并口臭。④

阳微浮弱定心寒，阴滑食注脾家咎。⑤

关前关后辨阴阳，察病根源应不朽。⑥

以上是以关前关后阴阳察病之根源，"非止寸口独浮，尺脉独沉，尺寸具有浮沉之脉"，说明阳中也有沉，阴中也有浮，都可依上脉之主病而察。

二十八脉象主病在《濒湖脉学》中已逐一述明，又在"四言举要"篇中着重曰："脉理浩繁，总括于四，既得提纲，引申触类。浮脉法天，轻手可得……沉脉法地，近于筋骨……迟脉属阴，一息三至，小驶于迟，缓不及四，二损一败，病不可治，两息夺精，脉已无气……数脉属阳，六至一息，七疾八极，九至为脱……"又曰："浮脉主表，里必不足，有力风热，无力血弱，浮迟风虚，浮数风热，浮紧风寒，浮缓风湿。浮虚伤暑，浮芤失血，浮洪浮火，浮微劳极。浮濡阴虚，浮散虚剧，浮弦痰

---

① 关前为阳脉浮而弦，风邪在表；关后为阴脉沉而弦，风邪在里。

② 阳脉浮而数邪热在表之上；阴脉沉而微寒邪在里。

③ 阳脉实是心火旺，火旺则热极生风，故风热在表在上；阴脉沉微是阳气不腠密，寒邪在里，津液妄泄，故寐而汗出，寝则汗自止矣。

④ 阳脉浮实大且滑，心火邪热甚，心气通于舌表，心血亏则热强；阴脉沉数是脾脏有热故知口有臭气。

⑤ 阳气浮微表气湿而心火衰；阴脉沉滑寒邪在里，食则注泄而脾经有疾矣。

⑥ 已知关前浮为阳，关后沉为阴也，以关位前后辨尺寸之阴阳，浮者法于寸知病在表在上之根源也。沉者法于尺，知病在里在下之根源也。非止寸口独浮，尺脉独沉，尺寸具有浮沉也，知乎此察病之因，岂有差哉。

食，浮滑痰热。沉脉主表，主寒主积，有力痰食，无力气郁。沉迟虚寒，沉数热伏，沉紧冷痛，沉缓水蓄。沉劳痼冷，沉实热极，沉弱阴虚，沉细痹湿。沉弦饮痛，沉滑宿食，沉伏吐利，阴毒聚积。迟脉主脏，阳气伏潜，有力为痛，无力虚寒。数脉主腑，主吐主狂，有力为热，无力为疮……"

以上是《濒湖脉学·四言举要》中将脉象主病总括于四大提纲（属阳有浮脉、数脉两大纲，属阴有沉脉、迟脉两大纲）及其各主病，以引申各类脉象，帮助每个医者提高诊脉辨病能力，使其明确可依。并可参考下文的三部九候主病和二十四脉附方，结合医疗实践运用。

七、正脉与病脉

左右手寸、关、尺六部所属各脏腑之脉，各有平脉、病脉和五脏生克脉，各脉以应各脏之情，五行之数各有生成之用，相克之理，得相生者愈，相胜者死。

左寸平脉和病脉

左寸属心脏，其脉浮洪而散为平脉，浮、洪、散、差一脉为病脉。若脉见沉、微，是水来克火，火得水而减。若脉浮洪有力，为心阳盛有火，火有凡火或相火。相火为肾中相火上乘。

右寸平脉和病脉

右寸属肺脏，其脉应浮而短为平脉，浮、短、差一脉为病脉。若脉见洪大是火来克金，火为心火或相火来乘金位，金受火刑则病。若脉见沉紧兼滑是有风寒痰而咳嗽也。

左关平脉和病脉

左关属肝脏，其脉在中沉之间，必弦而长为平脉，弦、长、差一脉为病脉。若脉见短、涩，金来克木，木得金而伐。若脉见洪长为肝阳盛，盛为水不涵木，木火旺或相火来乘。

右关平脉和病脉

右关属脾脏，其脉位中浮而缓为平脉，浮、缓、差一脉为病脉。若脉见弦长是木来克土，土得木而亏。若脉见沉而迟缓是水泛土位，为土不掩水而脾病。

左尺平脉和病脉

左尺属肾之阴，主水，其脉沉濡而滑为平脉，差一脉为病脉。若脉见沉涩是肾脏自虚主尿频伤精梦魂病。若脉见沉小而数是火乘水位，为肾中有热。

右尺平脉和病脉

右尺属肾之阳，相火之位。其脉按之濡而实为平脉，差一脉为病脉。若脉见弦缓或滑是土来克水，水得土而绝，若脉见沉数，为肾中水亏相火有余，为三焦热。

八、危重脉象

六脉弦极为死脉，即肝之真脉；六脉洪极为死脉，即心之真脉；六脉太有力为死脉，即肾之真脉；六脉太数为死脉，亦名疾脉；六脉结、代重者为死脉。

两手脉太迟为死脉，即脾之真脉；两手脉太无力为死脉，即名微脉；两手脉太浮而无力为死脉，即散脉；两手脉太沉为死脉，即伏脉；两手脉见七怪脉者（雀啄、虾游、屋漏、解索、弹石、鱼翔、釜沸脉），为死脉。

上段四脉多见于疫毒和肿瘤病等意外之病，第五脉多见于心脑病和肺病。下段太迟、太无力、太散、太沉四脉和以上四脉皆为清代《脉镜须知》以六脉所论，笔者在临床所鉴下四脉多见于久病和年迈之病人，因气血衰极而六脉无力或不全，不管是上损还是下损，两手六脉也只有三两脉了。笔者以改作为两手脉以危重现象为适宜，并另外增加了结、代脉和七怪脉共为危重脉。总之，太极与太不及皆为死脉，但临床所验，并非完全所主死脉，也有复脉而生者，所以将总题为危重脉象，望众共以验证。

九、其他脉象

（一）人迎与寸口脉

《灵枢·终始》提出：持其脉口（寸口）人迎（颈结喉旁动脉），以知阴阳有余不足，平与不平。寸口主要反映内脏情况，人迎主要反映体表情况。如人迎大于寸口一、二、三倍时，为表邪入里，说明表邪盛，如大于四倍者名为"外格"，大而数者为危重证候。反之，寸口大于人迎脉一、二、三倍时，为寒邪在里，内阳虚。如大于四倍为"内关"，大而数者亦为危重证候。

（二）趺阳脉与太溪脉

张仲景在《伤寒杂病论》中常用寸口、趺阳、太溪三部诊法，以寸口脉候脏腑病变，诊趺阳脉候胃气，诊太溪脉候肾气。如两手寸口脉象十分微弱时而趺阳脉尚有一定力量，说明患者胃气尚存，尚有救治可能；如趺阳脉也难触及时，说明胃气已绝，难以救治。

近代以来医生诊脉单持寸口，而废除全身诊察之法，因其可得知各脏腑之虚实盛衰，已成为中医诊断的主要手法。

（三）神门脉

前在"历代大自然的变化与脉学"中，已作论述，尺脉为"神门"所应，为生命之根。与掌后心经神门穴意义不同，此为心神所应。

（四）反关脉

极少数人如寸口三部无脉者，而转入高骨后侧者为反关脉，为先天之偏生，不为疾病论。

（五）孕脉

虽《黄帝内经》《难经》等书所载各有不同，但总以阴阳结合为体。如《素问·阴阳别论》谓："阴搏阳别，谓之有子。"《素问·平人气象论》又曰："妇人手少阴脉动甚者，妊子也。"因男主气主阳，女主血为阴。《济阴纲目·诊妇人有妊歌》曰："血衰气旺定无娠，血旺气衰应有体。"凡诊妇人之脉，脉数来五至，而无热病，又无月水，则定为有孕。《济阴纲目·诊妇人有妊歌》又曰："寸微关滑尺带数，流利往来并雀啄，小儿之脉已见形。"左数为男，右数为女。又以形观之，左腹长动为男，右腹长动为女，又有腹如箕者为女，腹如釜者为男。但临床之验并不完全准确，还是与现代医学检测结合为好。

（六）七危症脉

即雀啄、虾游、屋漏、解索、弹石、鱼翔、釜沸脉，此七脉见之为肾气、肾中阴阳二气皆绝。各脉书均有详论。

第 3 章　脉学心悟

一、脉有阴阳之变

在临床中如何辨别阴阳之法，靠的是医者诊脉的功力，五脏之脉，以应五行，以三阴三阳应六气。浮、滑、长为三阳脉，沉、短、涩为三阴脉。前文已讲了寸口脉分寸、关、尺三部。寸为阳，为心肺，以应上焦，尺部为阴，为肾命，以应下焦。关在阴阳之中，以应中焦。

在三部中察此六脉，即可知阴阳伏匿之法。在三部中六脉（浮、沉、长、短、滑、涩）不可能俱动，以浮、滑、长为阳脉，沉、短、涩为阴脉。手按寸口轻而得之为浮，阳脉也；重按而得之为沉，阴脉也。脉滑者属阳，长者属阳；脉短者属阴，涩者属阴。

若在三部中三阴脉俱见，为阴乘于阳也；若三阳脉俱见，为阳气下乘于阴也。

脉有一阴一阳者，是脉来沉而滑也。其脉若在左尺见，是肾与膀胱二经为顺，若在左寸口见，心与小肠二经则为病脉，因寸口为阳，是阴乘于阳也。

脉有一阴二阳者，是脉来沉滑而长者。此脉见于阴部，是阳下乘于阴也。

脉有一阴三阳者，是脉来浮滑而长，时一沉也。此是阳伏阴也。

脉有一阳一阴者，是脉来浮而涩也。浮涩者肺脉也，当见于右手寸口，本部为阴阳，为顺也，若在左关为逆，是病脉，为金克木。

脉有一阳二阴者，是脉来长而沉涩也。此是气血受邪，皆涩也。

脉有一阳三阴者，是脉来沉涩而短，时一浮也。若在阳部见之，是阴伏于阳也。

以上以浮、沉、长、短、滑、涩六脉为归纳纲领，划分了阴阳属性。凡脉浮、大、长、数、动、滑为阳，沉、短、迟、涩、弱、微为阴。并且脉诊中可出现的阴阳相互交错的脉证，正与"表里、阴阳、寒热、虚实"八纲辨证相对应，可在三部九候脉诊辨证中更进一步对脉理了然，心中有数。

二、诊脉要在四诊之末

诊脉是望、闻、问、切（脉）四诊合参的中医辨证方法，绝不能单纯以诊脉来辨证论治。李时珍《濒湖脉学·序》中曰："世之医病两家，或以脉为首务，不知脉乃四诊之末，谓之巧者尔，上士欲会其全，非备四诊不可。"《难经·六十一难》曰："经言，望而知之谓之神，闻而知之谓之圣，问而知之谓之工，切脉而知之谓之巧……诊其寸口，视其虚实，以知其病，病在何脏腑也。"望其面部气血表现而知病所在，即青色为肝，黄色为脾，白色为肺，赤色为心，黑色为肾，得知各脏腑病情的变化。闻其五声，即笑、呼、歌、哭、呻之音，得之病情变化。问其饮食五味所欲、病因、病时、病位及大小便等，以得知病情变化。

以上三者不用切脉以得之病情变化，分别谓之神者、圣者和工者，在医界有之。以切脉得知病在何脏腑及其盛衰者谓之巧的原因有二：一是切脉技术更加深入的得知脏腑病情变化，二是将前三者得到的病情变化资料，结合在一起统一辨证，提高辨证准确性。

虽然切脉是巧妙的科学技术，但也有少数脉不应证者或无脉者，所以世之医病两家，或以脉为首务，四诊相互参考总结，是古代医家确立四诊结合的明确规定。遵照医家所旨，以取得四诊辨证的最佳成果。可见诊脉在四诊之末的重要性，经过望、闻、问三个过程，了解人的气色、语音、饮食五味所欲，知其病所起所在，再经诊脉，以会悟病之脏腑阴阳虚实。

三、诊人迎和气口三部的意义

关于脉诊独取寸口和分寸、关、尺三部脉诊的意义，主要是察病在经脏，以审五脏六腑病变。当医者手按寸口诊脉时，先要辨什么，是脉诊的第一步。《灵枢·四时气》曰："气口候阴，人迎候阳也。"寸口者即气口也，手太阴肺脉也，故主在中之病。人迎脉在结喉两旁一寸五分，阳明胃脉也，故主在外之病。《诊家正眼·人迎气口》增补黄帝曰："寸口主中，人迎主外，两者相应，俱往俱来。"以上可知，气口属于太阴肺经，由脾胃消化水谷精微而上输于肺，因肺朝百脉，故五脏六腑能得到化生的精微而形成气血，所以脏腑生理强弱的变化反映于手太阴气口脉象。

又人迎在左为寸口，阳脉所据，故主外邪相干之病，但又相互传化之变，而致内外兼病。如太阳受邪不愈，又可传阳明。太阴肺受邪不愈，又可传少阳。

寸口脉分寸、关、尺，寸脉在关前，脉浮属阳，阳由气所流，知病在表。关后脉沉为阴，阴气血所聚，知病在里在下。故阴阳主以尺寸，但尺寸俱有浮沉，以察病之因。如上焦气虚，则人手发凉，则寸脉沉，而尺脉浮者多小便赤涩。关脉在中交于尺寸之间，为气血交界之处，气血升降之中疏，以候中焦之气。

以上可知人迎候阳在左，气口候阴在右，但阳主外邪相干之病，不愈又可传入右脉阳明。太阴肺脉受邪不愈又可传入左脉少阳经。阴阳内外两者相应，俱往俱来。在三部关前关后气血阴阳的定位中，每部可候上、中、下三焦所主疾病，依此可诊断出各部气血阴阳强弱的变化。

四、三部九候脉法体会

脉诊理论千头万绪，都综以三部九候来诊断左右寸关尺各脉信息。《素问·三部九候论》："帝曰：何谓三部？岐伯曰：有下部，有中部，有上部；部各有三候，三候者，有天，有地，有人也。必指而导之，乃以为真。"三部之中，各有天，各有地，各有人。上部，天以候头角之气，地以候口齿之气，人以候耳目之气。中部，天以候肺，地以候胸中之气，人以候心。下部，天以候肝，地以候肾，人以候脾胃之气。三而成天，三而成地，三而成人，三三相乘，合为九候。脉有九候，以应地之九野，又以应人之九脏：肝、肺、心、脾、肾五神脏，胃、大肠、小肠、膀胱四形脏，合为九脏。如果五脏败坏，气色必见晦暗，必然要死亡。

张仲景将浮、中、沉三部诊法定为平脉法则，曰："平脉大法，脉分三部。浮部分经，以候皮肤经络之气，沉部分经，以候五脏之气，中部分经，以候六腑之气。"历代医家都将三部九候，以沉为根，两尺脉为根中之根。又寸口三部有脉，重按沉取三部全无脉，即是肾命元气败绝，故《脉经·诊五脏六腑气绝证候》云："诸浮脉无根者，皆死。"张仲景在浮脉分阴阳中，曰："脉浮者在前（寸部），其病在表；浮者在后（尺部），其病在里。假令濡而上鱼际者（超寸部），宗气泄也；孤而下尺中者，（向下超尺部）精不藏也。若乍高乍卑，乍升乍坠，为难治。"以上各论可见三部九候脉法的含义和重要性，故临床多通过此法以诊断各病。用三个手指持寸口，将脉学理论思维灌注，以三部浮、中、沉脉法诊断各脉病之根源、状况，以获得准确的疾病信息，以辨证调和气血，使五脏恢复平和。笔者以多年来诊法经验体会（只谓经验体会，还望众医共同探讨以达确切）分述如下。

（一）左寸

主心，和小肠相表里。心通于脑，心藏神，心主血，主神明。所以寸脉的变化不仅涉及心脑器官血液运行方面的疾病，还可产生精神方面的障碍和小肠病变。心开窍于舌，所以舌病也反映于寸脉。

脉浮数属风热，表现为头痛，数滑属痰火盛，表现为头晕。

脉浮洪属胸中热，表现为口渴、头痛、失眠、头晕或血压高、小便赤，如洪数有力，或有精神疾患。

脉实大兼滑则热极生风，阴不足则舌强，语言涩，属脑中风之兆。

脉数弦、滑，属实热，表现为咽痛、咽有痰、小便赤、心烦、失眠、头晕或胸痛，要结合四诊和现代医学检查辨证。

沉伏数或滑属心胸内热，表现为头痛、失眠。

脉浮紧属感冒风寒，表现为头痛或全身痛。

脉紧弦属体有寒湿。

脉弦缓属胸有痰或风湿性心脏病，表现为体无力。

脉沉迟缓属胸有寒痰，心阳不足，可有慢性心律失常或冠心病。

脉沉涩属心血不足，心慌，胸痛或心血管病（需结合现代医学检查结合辨证）。

脉沉弱属心阳亏，表现为心慌、多汗、筋骨痛。

脉沉微或无脉，属元气亏，表现为气短、体重、心慌、失眠、惊悸。

（二）右寸

属肺，与大肠相表里。肺主气，主皮毛，气足能御外。肺朝百脉，纳气生新，肺气的肃降，以通调水道，可影响大肠的传导变化。又肺主治节百骸，肺气虚，虚则寒，寒则筋骨痛。

脉浮数属感冒风热，弦滑属肺有痰火，表现为咳嗽。

脉浮实数属外感风热，表现为胸中热盛、口干、咽痛、气管炎、大便干。脉浮滑，弦急，若胸中痛，咳嗽，吐脓血为肺痈；若腹痛，便脓血，为肠痈症。

中取脉伏数或弦，属肺热日久或肺气肿。表现为大便干。

脉沉涩弦属肺气不足，表现为胸有痰、咳嗽、胸痛，或有肺结核及肺癌（需结合现代医学检查辨证）。

脉浮紧属外受风寒，表现为荣卫伤、头痛、筋骨烦痛。

脉沉迟弦属肺寒，表现为咳嗽有白痰。

脉沉弦微或无脉，属肺气大亏，表现为浑身无力、筋骨痛、出汗、大便秘结。

（三）左关

属肝，与胆经相表里。肝藏血，肝主疏泄，胆汁的正常排泄以促进消化功能，如肝胆功能失常，可引起胁肋胀痛、呕恶、纳呆、黄疸、失眠、高血压等病。肝藏魂，肝气郁结可导致精神意识方面疾病。肝开窍于目，并主筋和爪甲，这些都反映在关脉。

脉浮数实属肝有热，有力属肝阳上亢，表现为血压高、目眩、头晕痛，浮紧弦则筋脉痛或肝有积。

脉浮大无力或按之无根，属阳气脱危之候。

脉疾促属危候。

脉中取数滑，属肝阴不足，若上火下寒、口苦、痰火积，可有胆囊炎，或乳腺疾病；若数滑至寸者可有甲状腺或淋巴病。弦滑属胃有寒湿。

脉中取弦数无力或缓属体有寒湿，表现为体痛、头晕。

脉沉伏弦或小滑属肝胆有囊肿，结石，脂肪肝或肠有寒积。

脉沉数弦属肝内热或肝炎（需结合现代医学检查）。

脉沉涩属肝血不足，表现为胁肋胀痛。

脉沉迟弦属肝寒湿，表现为手足筋挛。

脉沉细或无脉，属气血衰，表现为眼目昏花、心慌、失眠、惊悸、胁肋胀、腰腿酸。

（四）右关

属脾，与胃经相表里。胃主受纳水谷，脾主运化，并与肝的疏泄有相互关系。如脾的运化失职，可影响胃消化功能下降，导致食少、恶心、呕吐、胀痛、泻泄等症。又脾属土，主湿，赖于肾中相火温煦而蒸化。脾为中气，属后天之本，以生血统血供养全身。

脉浮洪大、实，属充血性胃炎（脉上至寸或血压高），症见胃胀、胃痛、咽干、口苦，出汗，心烦躁、失眠，为胃内热炽盛，津液亏。

脉浮数、滑或弦至寸，尺脉微为胃肠炎，或宿食停滞，或外邪温结化热，胃胀满或痛，大便秘结。

脉浮芤、弦，按之无力，属胃热脾寒，症见胀满、呕吐，并胃空虚、肠虚寒怕凉。

脉数实弦，寸尺皆沉，属胃中湿热瘀滞，症见胃胀痛，并头痛、大便干。

脉沉伏数弦，或大或小，属胃内炽热，症见胀痛、口干苦，或为肠炎，需和大便验症结合。

脉紧滑，浮或沉微，属外感、内积宿食，气机不畅，导致腹中痛。

脉沉迟，属胃肠有寒湿瘀滞之象，症见消化差、咽有痰、便稀、腰脚重、关节痛。

脉弦缓有力，属脾胃湿热，症见口臭、呕逆。脉弦缓无力，属脾胃寒湿，症见吐白痰、体有风湿（或风湿性心脏病）或大便稀。

脉沉弦微或滑微或点点滑，属虚寒胃炎，胃窦炎或糜烂性胃炎，脾胃寒湿瘀滞。并筋骨痛或腰背痛，或致肝胆囊肿、结石，子宫肌瘤等病或大便秘、运化无力等症。

脉沉弦涩，或有一点点弦，属胃有积聚，症见胀痛，或有肿瘤病，（需结合现代医学检查）。

（五）左尺

属肾，与膀胱相表里。肾属阴主水，为天一之元，为脏腑阴之源也。肾的盛衰可影响膀胱功能的变化（前列腺病）。肾藏精，若少阴脉小数，则阴虚火旺，火旺则肝火上亢（血压高），心脑失养，致心虚烦躁、头痛、健忘、失眠等症。肾精亏，女子月经不调，可出现妇科病或生育障碍等。肾主骨，并开窍于耳及二阴，故骨的生成及病变，耳病及二阴的开阖功能，也都反映于肾脉。

脉浮数滑，属膀胱湿热，症见小便赤或痛，腰、腿、脚热胀。微数属邪欲解。

脉沉数，属阴虚内热，若沉伏数有力属表证未解入少阴，阴火不潜，症见脚热，或有肾炎，需结合现代医学检查；若数而无力属内寒。

脉沉紧，属阴寒内盛，症见少腹痛、腰腿关节痛、屈伸不利，或有疝气。若脉浮紧，为外寒。

沉微涩或无脉，属气血虚衰，肾阴阳皆亏，有寒湿，少肤寒，肾精亏，致心脑精力不足，精神萎靡不振。若脉弦滑，伴腰腿重酸痛，可有子宫肌瘤、卵巢囊肿等。

脉数弦，数为阴虚内热，肝有火，症见血压高；弦为痰饮，脾有寒湿，症见腰背酸痛。

（六）右尺

属肾，与三焦相表里。右肾主阳，寄肾中相火，为命门，生命的根本。藏人之元气。《脉经》谓之"神门"又为精神之门。脉之根本，若尺中脉绝，即元气败绝。总之右肾功能的变化，可导致三焦气机失调。在上焦则出现心神不安、萎靡不振等症，并口吐白痰、鼻流清涕等。中焦脾胃虚寒，症见怕凉、消化不良、痰湿痞满等。下焦则出现二便失禁，男子滑精，女子滞下，子宫肌瘤，卵巢囊肿及腰腿凉痛等症。

脉浮数，属风寒客于下焦化热，会出现咽中痛、小便赤或大便出血。湿热入于关节而肿痛。

脉浮芤，肺与大肠相表里，浮为肺火移于大肠，芤为血少，故致痔痛，大便滞血。

脉沉迟，属肾有寒湿，会出现手足凉、腰腿沉重无力、关节痛、大便稀等症状。

脉弦滑，属风寒湿瘀阻血脉，症见腰背脚重酸痛；脉缓滑属肾中元阳虚衰，阳不敌阴，阴邪内阻，症见腰痛、体肿或有尿毒症。

脉沉弦紧，属寒湿瘀滞下焦，症见小腹痛怕冷，腰、胯、腿膝沉酸痛，行动无力。

脉沉细而弱，属肾中元阳气衰，症见脐下凉或痛、二便失禁、腰腿痛、心慌、失眠、男子滑精、女子不月等。

沉微或无脉，属元阳欲绝，致心脑精力不足，可出现心慌、气短、失眠、尿频等症。还可见丹田冷，关节痛，大便泄泻，男不育女不孕，子宫肌瘤，卵巢囊肿等，或出现肾衰，或有尿毒症状，要结合望、闻、问诊和现代医学检测辨证。

小结：以上是根据左右三部，每部的浮、中、沉，以三部九候脉法做出的诊断。如把每一个病人的脉象简单诊为浮数，沉弦或左强右弱等，即使辨证用药，也达不到三部九候脉法辨证的要求，经以上诊法证明，六部脉每部脉都要明确诊断才可。

第4章 脉药辨证

一、以脉证立方

以脉证立方，通过三部九候脉法，手持寸口，心中有数，按寻六脉，在阴阳统帅下，寻得各部寒热盛衰后，随各证立方。

如诊得左寸太过脉浮数六七至者，以身热无汗，麻黄汤主之。

如诊得脉迟却身热无汗，以桂枝汤主之，以上乃为表证补泻药也。

如关脉中诊得实脉数六七至者是热在中，调胃承气汤主之。

如脉迟中诊得三迟三败者是中气不足，以建中汤、理中汤主之，承气汤、建中汤、理中汤乃中焦补泻药也。

如诊得左尺脉数六七至者，必大便难小便涩，大承气汤主之。

如脉迟中诊得三迟二败者，必大小腹痛，小便清，大便澄澈清冷，姜附汤主之。大承气姜附汤乃下焦补泻药也。

如诊得寸关脉浮大无力，身大热，面赤，口不渴，两耳前后微肿或少痛，为元阳外越，乃真寒假热，方用四逆或潜阳丹。

如诊得关脉沉数，舌红，大便泻多至十次带有黏液，身冷肤痛，为外寒内热毒邪内结，方用白头翁汤以清之。以上为真假寒热各以补泻药也。

如诊得脉左寸关浮数弦硬尺沉，右关尺沉弦弱，头痛头弦，肤痛腰沉酸痛等，为相火上浮肝胆，脾肾寒湿筋骨失养，方用真武汤加味（黄连、胆南星、薏苡仁、去生姜易炮姜、杜仲、牡蛎等）上清痰火下温阳。为上火下寒，以苦酸泻火止痛，甘辛温阳利湿合而用之。

如诊得脉两寸关浮数两尺小数，口干发热，咳嗽吐痰等，以滋阴降火汤清之，并依症加减，此乃阴虚火动，以热者寒之。

如诊得寸关脉微尺中小紧，以黄芪桂枝五物汤治之或黄芪建中汤，虚劳腰痛用金匮肾气丸。此为阳虚气血虚寒之证，以寒者热之。以上寸关脉浮数为阳为热，寸关脉微为阳虚寒之证，以寒热补泻也。

《难经·十四难》曰："上部有脉，下部无脉，其人当吐，不吐者死。"这是气独绝于内，心肺主气，因气脉不能随吸至下，故不能荣养肝肾，肾先损，则骨痿病。因肾肝不能荣于上，故先病其肺，肺病则皮聚毛落，其损甚者死。"上部无脉，下部有脉，虽困，无能为害。所以然者，人之有尺，譬如树之有根，枝叶虽枯槁，根本将自生。脉有根本，人有元气，故知不死。"上部寸脉心肺为阳主气，下部尺脉肾为阴藏精为元气，其病甚者死。此指出了上下阴阳各病因发展的区别。上部心肺无脉，下部有脉易治；上部有脉，下部肾无脉难治，宜当重视。上部心肺无脉当以参、芪随症补之。下部肾无脉，肾阴虚者，以六味、左归补之；肾阳虚者，补之以八味、右归之类；阴阳皆虚无者，以龟、鹿之列滋之强之。滋肾益精之药如枸杞子、女贞子、菟丝子、覆盆子、桑螵蛸等，补肾兴阳之药如巴戟天、肉苁蓉、锁阳、淫羊藿、仙茅、远志等，临床以随症选用。总之，阳虚者补之以气，益肺气、调心荣。阴虚者补之以味，益其精。

平人脉象一呼一吸五动曰平人。如诊得脉，《素问·平人气象论》曰："人一呼脉四动以上（指疾脉，促脉）曰死；脉绝不至（气血尽也）曰死；乍疏乍数（时而止时而数疾、促者）曰死。"又人一呼一至曰离经，再呼一至曰夺精，三呼一至曰死，四呼一至曰命绝。以上不立方，应以随机应变救命之危。

洪脉一般为阳气盛，火热之证，但若老弱病危者见之（并尺部无脉）则为元气欲脱危候之脉。

应当注意脉象不应症者，如脉浮强滑大，人却病重；如脉沉小，人却无病；如无脉症等，都要结合望、闻、问，从症不从脉。

立方用药注意事项：大承气之寒能治下焦之热，不能治上焦、中焦之热。姜附之热只能治下焦之寒，不能治中焦、上焦之寒。建中、理中之温能治中焦之寒，不能治上焦、下焦之寒。调胃承气之寒，能治中焦之热，不能治上焦、下焦之热。麻黄汤为泻药也，能泻表之实，不能泻里之实。桂枝汤为补药也，能补表之虚，不能补里之虚。白头翁汤以清解肠胃热毒调寒热。潜阳丹宣通中焦，建立下焦元气，以强肾益精。真武汤加味清左肝胆之火，温补右脾肾之阳，治以上中下各病。滋阴降火汤，为治肾阴亏火旺之剂。金匮肾气丸为治肾阳亏火弱之病。黄芪桂枝五物汤为治表里气血俱虚之证。寸、尺上下部无脉，脉损之病，以阴阳各药，以补气和益肾之精。

以上为《难经》中三部九候的讲例，笔者又增举多例，从多方面论述以增强医者诊脉辨证立方用药的能力，明辨表里、寒热、上中下、阴阳虚实，从脉、证到用药，在脉诊辨证立方中当要精细，不使一毫之差，这也是九候之法不可疏忽的要点。

二、各经五味用药

历代以来，传统中医学在医疗临床对疾病经四诊、八纲辨证分析的病情，先要立出治法，定出治疗方向，才能立治方，并积累了丰富的经验。如诊断和区分疾病在内部与外部及其相应的治疗法则，《素问·至真要大论》曰："调气之方，必别阴阳，定其中外，各守其乡。内者内治，外者外治。微者调之，其次平之，盛者夺之，汗者下之，寒热温凉，衰之以属，随其攸利，谨道如法，万举万全，气血正平，长有天命。"其所述治疗法则为必须先辨疾病的阴阳性质，然后定其内、外部位，再分析疾病是轻微、稍重还是病邪亢盛，分别用以调理法、平定法和攻泻法，还可使用发汗法和泻下法。总之要按寒、热、温、凉的性质选用适宜的药物，使病气衰退。再根据天时气候、人体体质、疾病性质，采用适宜的治疗方法，谨慎地遵守这个法则，就可万无一失，而使人的气血和平，健康长寿。

在治疗各经胜复气引起的疾病时又曰："治诸胜复，寒者热之，热者寒之，温者清之，清者温之，散者收之，抑者散之，燥者润之，急者缓之，坚者软之，脆者坚之，衰者补之，强者泻之，各安其气，必清必静，则病气衰去，归其所宗，此治之大体也。"通过以上各法调治，则病气可以衰退，从而使人体的正气清静安静，阴阳气血各有所归，无偏盛偏衰之常中，这就是治疗此类疾病的根本法则。另外还有很多治法，如各经的治法，同病异治法，急则治其标、缓则治其本，上病下治、下病上治等。这些都是在临床辨证施治中，根据疾病的病因病机设立的相对的治法原则，在临床辨证施治中要灵活运用。

在用药方面，药有四气五味。四气为寒、热、温、凉四种不同的气味药性，又称四性。寒与凉、热与温是两种不同又相互对立的药性。一般寒凉药物多治疗各种热证，温热药物多能温中散寒、助阳补火，治疗各种寒证。

药有五味，即酸、苦、甘、辛、咸。《素问·至真要大论》曰："五味入胃，各归所喜，故酸先入肝，苦先入心，甘先入脾，辛先入肺，咸先入肾。"

如何以五味调阴阳，《素问·至真要大论》又曰："辛甘发散为阳[1]，酸苦涌泄为阴[2]，咸味涌泄为阴[3]，淡味渗泄为阳[4]。六者或收，或散，或缓，或急，或燥，或润，或软，或坚，以所利而行之，调其气，使其平也。"不同的味道可以发挥不同的作用，从而调和气血，以达到和平。

至于五味在六经治疗上的应用，《素问·至真要大论》曰："厥阴之复，治以酸寒，佐以甘辛，以酸泻之，以甘缓之。[5]少阴之复，治以咸寒，佐以苦辛，以甘泻之，以酸收之，辛苦发之，以咸软之。[6]太阴之复，

---

[1] 如麻黄、甘草、桂枝。

[2] 如白芍。

[3] 如食盐。

[4] 如茯苓、白术、泽泻。

[5] 如白芍、赤芍、乌梅以酸敛泻之。桂枝、川芎、羌活、薄荷以散之，补之，以辛为补。如肝苦急，以当归、何首乌、阿胶、菟丝子、甘草以缓之。

[6] 如童便、龟甲、麦冬、生地黄、贝母、郁金、黄连、栀子、木通、莲须、连翘、川楝子、灯草、代赭石、天竺黄、牛黄、竹叶、朱砂、珍珠之类咸寒以治，以咸软之；如童便、血余炭之类，以咸补之；如桂心、茯神、延胡素、乳香等类辛苦以佐；如五味以酸收之，但也有苦性，以甘草、麦冬之甘泻之。

治以苦热，佐以酸辛，以苦泻之，燥之，泄之。^①少阳之复，治以咸冷，佐以苦辛，以咸软之，以酸收之，辛苦发之，发不远热无犯温凉，少阴同法^②。阳明之复，治以辛温，佐以苦甘，以苦泄之，以苦下之，以酸补之。^③太阳之复，治以咸热，佐以甘辛，以苦坚之。^④"

六经之病，选用各经所喜之味，以取得最佳疗效。如厥阴肝经，经诊脉为浮洪脉，症见肝阳盛有火，治则以热者寒之，强者泻之之法，药用白芍以酸寒泻之，甘草、当归之甘以缓之，火则平。如误用桂枝、川芎等辛温散之、补之，则肝阳更盛，使肝火上扰，造成肝阴伤，使虚中更虚。又如足阳明胃经，经脉诊为沉伏兼数，症见呕吐下痢等，为痰、食、热积，治当以热者寒之，积者泻之，衰者补之之法，用药以苦寒泻之，如枳壳、枳实、大黄、玄明粉、连翘、石膏、蒲公英、白头翁、黄柏等以症选用。以山楂、麦芽、神曲、诃子、乌梅、莲子、肉豆蔻等酸甘以补之。如脉诊疏忽为沉紧脉，治法错以热治，用药辛温，则会使病更加严重。

所以诊脉必要细心辨别，将药的酸、甘、苦、辛、咸五味用以调治病的阴阳盛衰，需确切入经，以防误药伤人，为戒。以此为例类推。

---

① 如白术之甘苦及枳实、大黄、朴硝之类苦以泻之，燥之，泄之，以甘草缓之。以山楂、干姜、生姜、半夏、砂仁、白蔻、木香之类佐之。

② 如龙胆、大青、青黛咸寒以治。如柴胡、前胡、半夏之类苦辛以佐。以酸枣仁收之。

③ 如半夏、肉豆蔻、草豆蔻、砂仁、丁香、益智仁、高良姜、炮姜、川椒、大蒜、荜茇、大枣之类辛温以治。如大黄、柿蒂、竹茹、玄明粉、珍珠、白薇、芦根、石膏、朴硝、刺猬皮之类苦甘以泄之，下之。如山楂、诃子、乌梅、木瓜、神曲、赤石脂之类酸以补之。

④ 如肉桂、桑螵蛸之类咸热以治。如麻黄、桂枝、藁本、防风、羌活之类甘辛以佐。如黄柏、地肤子之类苦以坚之。

三、七表八里九道脉

（一）七表八里脉

七表者，浮、芤、滑、实、弦、紧、洪也。

八里者，微、沉、缓、涩、迟、伏、濡、弱也。

七表脉属阳，八里脉属阴。表脉多见于左，而客随主变。里脉多见于右，而主随客变。左三部所主，温、风、寒病，得于外。右三部所主，燥、湿、暑病，生于内。此脉法大概，而又相互变见，或表脉见于右，或里脉见于左。或阴阳相乘，或阴阳更相伏，或一脉为十变，脉理精微，非一言可尽，然其要不越乎阴阳五行而已。表脉有七，里脉有八，共十五脉，以五行分之各得三脉，三五一十五脉也，浮、涩、弱属金，弦、紧、伏属木，滑、沉、濡属水，芤、实、洪属火，微、缓、迟属土。每三部中俱有轻重之分，至于五行当更相平，一有不平，病即见矣。内伤则善，外感莫之能当。因天地之间，六气依于五运，人身为小天地，六气为病者，即三阴三阳所属风寒暑湿燥火之气，而病变使五行不平，如外感风温，则木火有余，而土金不足，水不能制火也，因此阴阳变换之病多出。内伤乃五内自伤，因喜怒劳役饮食所伤脾胃，而其元气、谷气、荣气、清气、卫气生发诸阳之气，此六气又为胃气之别称。脾胃伤则中气不足，中气不足则不能滋养元气，则脏腑真气衰，惟阴火独旺上乘上焦阳分，心主荣，肺主卫，心肺真气绝于外，荣卫失守，诸病生矣。此五行自不能平也，金木水火土自然相克，要认真审察虚实是正邪还是贼微之邪。如心脉大甚，是心邪自病，为正邪，如心脉沉微，心属火，沉微脉阴盛，水克火为贼邪。更从脉诊中反复辨其部分之浮中沉，以详审脉别，是主脉还是客脉，本部不应得之脉，皆客脉也。如右寸肺脉应得微浮兼有散是肺部平脉，而反得沉紧兼滑，是有风寒侵袭咳嗽而有痰为客脉也。然后要察明是内伤还是外感，主脉客脉之相合，何为主，弦（肝）洪（心）涩（肺）缓（脾）沉（肾）是也，何为客，本部不应得之脉是客脉。再以审辨主客标本之病，是者是，非者非，不得有半点差错。

（二）九道脉

九道脉者，从天地九数之理说也，人与天气相通，是天有九星，地有九州，人有九脏，即五个神脏（心藏神，肝藏魂，脾藏意，肺藏魄，肾藏志）与四个形脏（胃、大肠、小肠、膀胱），故立九道脉，以应天地阴阳之法也。以长为乾，清阳发腠理。以短为坤，浊阴归六腑。以虚为离，心中惊则血衰。以促为坎，脉进则死，退则生。以结为兑，发在脐旁。以代为中土，主上中下三元正气。以牢为震，前后有水火相乘之势。以动为艮，主血山衰。以细为巽，主秋金有余。此九道脉以应九宫九脏之法也。

综上所述，是笔者根据《脉诀乳海》对七表八里九道所论总结，今以遵古意学习参考。七表八里九道各脉见于寸、关、尺各部主病和附治方，以左右、表里、外感内伤及阴阳互乘，脉理变化繁多，又阴阳过极至九道脉，为左右表里阴阳虚实与八纲辨证同义。但在论阴阳上，不能以表里论阴阳，只能说表属阳，里属阴。二十八脉中，以浮、沉、迟、数四大纲为阴阳纲领以引领各脉，是古今医家都认可的定义。

古代医家以七表八里九道的论述及《脉诀乳海》附方，层次分明地将外感内伤，从表到里，从轻到重，阴阳变换至五行不平，出现各病及治方，其附治方应左右寸关尺六部，余从原载方择录十九方，加新编共一百四十九方，下面在寸关尺每部脉象中出现的各方，用以寒、热、温、凉、补、泻等法以脉立方，以供医者临床辨证以脉立方参考，但必以临床实际辨证化裁加减应用。

四、七表八里九道脉辨证

（一）七表脉见于六部代表方

1. 浮脉

举之有余，按之不足，如水漂木。

主病：迟风数热紧寒拘，有力为热，无力为血虚。

（1）左寸浮

主病：伤风发热、头痛目眩。

小柴胡汤：柴胡 9g，黄芩 6g，五味子 3g，半夏 4.5g，白芍 6g，人参 6g，桑白皮 6g。水煎服。

桂枝汤：赤芍 9g，桂枝 9g，甘草 9g。加生姜 3 片，水煎服。

（2）左关浮

主病：脘满、胁胀、恶心、烦闷、厌食。

散满疏肝汤：白芍 10g，前胡 10g，枳壳 12g，川厚朴 12g，川芎 8g，当归 12g，青皮 10g，半夏 10g，陈皮 10g，香附 10g，黄连 10g，栀子 8g，山楂 12g。水煎服。

（3）左尺浮

主病：小便赤涩淋痛、下肢肿痛。

八正散：大黄 3g，瞿麦 3g，木通 3g，滑石 6g，萹蓄 3g，栀子 3g，车前子 3g，甘草 3g。加灯心 12 茎，水煎服。

（4）右寸浮

主病：感冒风邪、咳嗽痰多、胸满气短。

地骨皮散：人参 6g，黄芪 6g，地骨皮 15g，柴胡 9g，云苓 9g，知母 12g，石膏 12g，生地黄 15g，生姜 3 片。水煎服。

麻黄汤：麻黄、桂枝、炙甘草、杏仁。水煎服。

（5）右关浮

主病：胃腹胀满不能食。

加味调中汤：百合 15g，川厚朴 12g，半夏 12g，陈皮 10g，云苓 15g，山药 15g，砂仁 6g，香附 9g，海螵蛸 10g，黄连 9g，炮干姜 7.5g，大腹皮 9g，肉桂 9g，沉香 3g，炒神曲 6g。水煎服。

（6）右尺浮

主病：风热客于下焦，淋浊、便血、关节肿痛。

加味黄柏知母汤：连翘 15g，当归 12g，白芍 9g，生地黄 15g，赤茯苓 12g，滑石 12g，牛膝 12g，栀子 9g，枳壳 9g，槟榔 9g，木通 6g，黄柏 6g，知母 15g，甘草 6g。水煎服。

2. 芤脉

按之浮大而软，形如葱两边实中间空。

主病：失血、贫血。

(1) 左寸芤

主病：血妄行，鼻中衄，口吐红。

加味犀角地黄汤：麦冬 24g，天冬 24g，牡丹皮 15g，生地黄 30g，犀角（水牛角代替，末服）1g，当归 15g，黄连 10g，黄芩 15g，栀子 9g，阿胶（冲）6g，大黄 6g。水煎服。

(2) 左关芤

主病：瘀血证，两胁胀或胸痛。

加味逍遥汤：麦冬 15g，贝母 9g，当归 12g，何首乌 12g，生地黄 12g，白芍 12g，柴胡 19g，枳壳 9g，牡丹皮 9g，茯苓 12g，栀子 9g，陈皮 9g，香附 9g，甘草 6g，桃仁 12g，红花 9g，知母 15g。水煎服。

(3) 左尺芤

主病：崩漏症。

人参阿胶汤：人参 9g，焦白术 24g，炙甘草 15g，阿胶（炒）9g，黄连 9g，生地黄 24g，白芍（炒）15g，当归 15g，茯神 12g，地榆炭 6g，龙骨 21g，牡蛎（先煎）21g，血余炭 6g。水煎服。

(4) 右寸芤

主病：血积胸鼻衄血、痰带血。

天冬贝母瓜蒌汤：天冬 24g，五味子 9g，白芍 12g，当归 15g，贝母 9g，瓜蒌仁 15g，桃仁 12g，牡丹皮 9g，黄芩 15g，栀子 9g，茯苓 12g，甘草 9g。水煎服。

(5) 右关芤

主病：肠胃痛、胃脘痛、溃疡病。

薏苡仁汤：薏苡仁 20g，茯苓 15g，百合 30g，当归 15g，桃仁 12g，牡丹皮 9g，瓜蒌仁 12g，黄连 9g，炙甘草 9g。水煎服。

(6) 右尺芤

主病：肠风、痔漏、大便带血。

清脏汤：当归 15g，川芎 9g，白芍 12g，地榆 9g，生地黄 18g，荆芥 6g，乌梅 9g，防风 9g，枳壳 9g，槐角 12g，黄连 9g，升麻 9g，茯苓 12g，炙甘草 9g。水煎服。

3. 滑脉

脉往来流利展转，如珠之应。

主病：多主痰食和蓄血症。

(1) 左寸滑

主病：心经痰火、烦热、头眩、失眠。

清上化痰汤：贝母 12g，黄连 9g，栀子 9g，麦冬 15g，生地黄 30g，白芍 15g，枳实 12g，竹茹 8g，当归 15g，半夏 10g，茯苓 15g，五味子 6g，甘草 9g。水煎服。

(2) 左关滑

主病：头痛目眩、胁胀痛、心烦失眠。

龙胆泻肝汤：柴胡 6g，白芍 12g，枳壳 12g，龙胆草 12g，当归 12g，生地黄 30g，栀子 9g，木通 6g，连翘 15g，麦冬 15g，天冬 13g，甘草 6g。水煎服。

(3) 左尺滑

主病：腰痛、小便赤涩、淋痛。

加味滋阴降火汤：黄柏 6g，知母 15g，生、熟地黄各 12g，当归 12g，白术 12g，陈皮 9g，天冬 18g，牛膝 9g，杜仲 12g，车前子 12g，栀子 9g，萆薢 12g，瞿麦 9g，萹蓄 9g。水煎服。

(4) 右寸滑

主病：胸痛、咳嗽、痰多、喘逆气短。

瓜蒌薤白清肺汤：黄芩 15g，麦冬 18g，天冬 18g，栀子 9g，瓜蒌 18g，薤白 9g，紫菀 9g，枳实 9g，茯苓 18g，山药 18g，生、熟地黄各 24g，贝母 9g，五味子 6g，半夏 15g，陈皮 10g，桑白皮 15g，杏仁 12g，甘草 9g，巴戟天 19g，泽泻 12g。水煎服。

(5) 右关滑

主病：脘满腹胀、呕吐、腹痛。

小承气汤：枳实 10g，川厚朴 15g，黄连 10g，半夏 15g，陈皮 10g。水煎服。

(6) 右尺滑

主病：淋痛尿血、下肢肿痛。

银花茅根汤：麦冬 15g，金银花 20g，当归 15g，土茯苓 30g，牛膝 10g，枳壳 10g，栀子 10g，滑石 15g，木通 6g，白茅根 30g，泽泻 15g，甘草 10g。水煎服。

4. 实脉

实有力、浮沉皆大而长。

主病：阳火郁成，三焦热盛。

(1) 左寸实

主病：口舌生疮、咽痛、心烦热、头眩舌强。

黄连汤：黄连 12g，麦冬 24g，生地黄 30g，栀子 9g，白芍 15g，当归 15g，薄荷 9g，犀角（水牛角代替，末服）1g，甘草 15g。水煎服。

加减药：连翘、射干、贝母、竹茹、牡蛎。

(2) 左关实

主病：胁胀痛、脘腹胀满、厌食、心烦易怒、头眩痛。

加味一贯煎：沙参 20g，麦冬 20g，柴胡 10g，白芍 15g，川楝子 12g，枳实 10g，川厚朴 15g，黄连 10g，半夏 15g，陈皮 10g，生地黄 24g，龙胆草 10g，栀子 10g，牡蛎 30g，甘草 9g。水煎服。

(3) 左尺实

主病：便秘、腹胀痛、下肢肿痛、尿赤涩、淋痛。

加味三黄解毒汤：黄连 10g，金银花 20g，栀子 9g，黄柏 6g，枳实 12g，赤芍 9g，大黄 8g，车前子 15g，土茯苓 20g，大腹皮 10g，大红藤 15g。水煎服。

(4) 右寸实

主病：肺经热、咽喉干痛、咳喘有痰。

黄芩汤：黄芩 15g，麦冬 24g，天冬 24g，栀子 10g，白芍 30g，枳壳 10g，连翘 24g，桑白皮 30g，薄荷 9g，桔梗 6g，甘草 24g。水煎服。

(5) 右关实

主病：脘腹胀痛、食少灼心、舌红。

芍药甘草泻心汤：白芍 15g，甘草 15g，黄连 10g，栀子 10g，麦冬 18g，百合 20g，枳壳 10g，川厚朴 15g，贝母 10g，山楂 20g。水煎服。

(6) 右尺实

主病：少腹胀痛、小便短赤、经闭带多、大便不畅或干燥。

加味承气汤：沙参 25g，瓜蒌 20g，枳实 12g，川厚朴 12g，云苓 24g，杏仁 15g，火麻仁 10g，大黄 8g，山药 24g，熟地黄 30～50g，肉苁蓉 24g，木香 9g，甘草 15g。水煎服。

5. 弦脉

弦直以长如弓丝、按之不移。

主病：肝胆病、痰饮寒热、疼痛、拘挛等。

(1) 左寸弦

主病：心悸、头痛、膈生痰。

加味二陈汤：白芍 12g，茯苓 12g，枳壳 9g，胆南星 9g，半夏 9g，陈皮 9g，黄连 9g，柴胡 6g，生地黄 15g，当归 12g，川芎 6g，炙甘草 6g。水煎服。

(2) 左关弦

主病：胁满痛、冷热癥瘕。

柴胡化肝汤：柴胡 12g，赤芍 10g，枳壳 10g，川厚朴 10g，贝母 10g，陈皮 10g，炙甘草 8g，青皮 10g，当归 12g，牡丹皮 10g，山楂 24g。水煎服。

(3) 左尺弦

主病：少腹痛、腰膝痛。

姜桂汤：干姜 15g，肉桂 12g，枳壳 10g，吴茱萸 6g，半夏 10g，陈皮 10g，木香 8g，茴香 10g，苍术 10g，独活 6g，杜仲 10g，延胡索 10g，当归 12g，熟地黄 15g，川牛膝 10g。水煎服。

(4) 右寸弦

主病：胸满、痰嗽、气短。

加味二陈汤：黄芪 15g，茯苓 12g，白术 12g，枳实 10g，川厚朴 12g，半夏 12g，陈皮 10g，桑白皮 30g，杏仁 10g，黄芩 12g，细辛 6g，甘草 15g，生姜 6g。水煎服。

(5) 右关弦

主病：胃寒腹痛。

人参四逆汤：人参 9g，白术 9g，炙甘草 6g，干姜 6g，附子 6g，生姜 3 片，大枣 3 枚。水煎服。

(6) 右尺弦

主病：寒疝、脚挛急。

茴香丸：官桂、附子、沉香、炮川乌、茴香、吴茱萸、炮姜各等份。共研末，蜜丸，温水送下。

6. 紧脉

往来有力、似弹绳、数而急、转索无常。

主病：主寒与痛引起的诸病。

(1) 左寸紧

主病：头眩痛、胸闷气不舒。

大柴胡汤：柴胡 15g，黄芩 9g，芍药 9g，半夏 9g，枳实 9g，酒大黄 6g，小茴香 9g，炒杜仲 15g，生姜 6 片，大枣 6 枚。水煎服。

(2) 左关紧

主病：胁痛腹胀、筋挛拘急。

疏肝散：柴胡 12g，枳壳 9g，吴茱萸 6g，当归 12g，川芎 8g，白芍 12g，青皮 9g，桃仁 9g，红花 6g，炮姜 6g，甘草 6g。水煎服。

(3) 左尺紧

主病：腰腿酸痛、少腹痛。

加味真武汤：炒白芍 12g，炙甘草 9g，茯苓 9g，白术 9g，枳实 9g，半夏 9g，陈皮 9g，白芥子 9g，干姜 9g，小茴香 9g，杜仲 12g，附子 6g。水煎服。

(4) 右寸紧

主病：鼻塞、胸满气短、咳吐寒痰。

加味麻黄细辛汤：黄芪 12g，枳壳 9g，半夏 12g，陈皮 9g，防风 9g，前胡 9g，炮姜 12g，白芷 12g，辛夷 9g，麻黄 6g，细辛 6g。水煎服。

(5) 右关紧

主病：胃脘胀痛、呕逆、不能食。

推气散：枳壳 12g，川厚朴 15g，半夏 15g，陈皮 10g，炙甘草 15g，肉桂 15g，姜黄 15g，生姜 6g。水煎服。

(6) 右尺紧

主病：脐下胀痛、小便难、寒疝。

回阳汤：人参 6g，白术 15g，茯苓 15g，炙甘草 12g，芍药 9g，炮姜 15g，附子 6g，肉桂 15g，枳实 9g，陈皮 9g，泽泻 15g。水煎服。

7. 洪脉

指下极大、来盛去衰、来大去长。

主病：阳盛、血应虚、相火炎炎为热病，久病主逆症。

(1) 左寸洪

主病：口苦、心热烦、目眩赤、口舌疮、头痛。

连翘汤：连翘 18g，柴胡 6g，当归 12g，生地黄 25g，赤芍 9g，黄芩 15g，大黄 6g。水煎服。

(2) 左关洪

主病：肝热腹胀、胁满痛、头晕、失眠、目赤、易怒。

龙胆泻肝汤加味：柴胡 6g，白芍 15g，龙胆草 9g，当归 15g，青皮 9g，栀子 9g，连翘 18g，甘草 6g。水煎服。

(3) 左尺洪

主病：阴火盛、小便赤涩、尿频、尿血、腰痛、下肢肿。

滋阴降火汤：生、熟地黄各 30g，当归 12g，白芍 12g，天冬 21g，白术 15g，陈皮 9g，黄柏 6g，知母 15g，甘草 6g。水煎服。

(4) 右寸洪

主病：肺热胸胀、咳喘、气短、痰多、咽痛。

黄芩汤：黄芩 15g，栀子 9g，桔梗 6g，白芍 12g，枳壳 9g，桑白皮 30g，麦冬 24g，薄荷 9g，连翘 15g，甘草 9g。水煎服。

(5) 右关洪

主病：胃热、胀满痛、灼心恶心呕吐、食少、嘈杂。

大承气汤：大黄、枳实、川厚朴、芒硝。水煎服。

(6) 右尺洪

主病：少腹胀满、腰酸痛、便燥尿血、淋浊。

泽泻汤：泽泻 15g，赤茯苓 15g，栀子 9g，桑白皮 15g。水煎服。

（二）八里脉见于六部代表方

1. 微脉

极细而真、按欲绝若有若无。

主病：亡阳、气血虚，男为劳极，女为崩漏带下。

(1) 左寸微

主病：心气虚、血虚少、心惊悸。

加味生脉汤：人参 9g，茯神 12g，麦冬 12g，五味子 6g，当归 15g，川芎 8g，酒炒白芍 12g，生、熟地黄各 24g，炒酸枣仁 12g，炙甘草 15g，炒白术 15g，附子 6g，生姜 6 片。水煎服。

(2) 左关微

主病：胁满肢寒、手足拘急。

暖肝煎：人参 9g，当归 12g，桂枝 8g，枸杞 10g，小茴香 9g，炙甘草 9g，吴茱萸 6g，沉香 6g。水煎服。

当归芍药汤：当归 15g，酒炒白芍 9g，熟地黄 15g，干姜 9g。水煎服。

(3) 左尺微

主病：男伤精，女崩漏。

八味地黄丸加味：茯苓 15g，山药 15g，山茱萸 12g，熟地黄 24g，牡丹皮 9g，泽泻 15g，女贞子 9g，菟丝子 9g，五味子 6g，阿胶（冲）6g，肉桂 24g，附子 3g。水煎服。

(4) 右寸微

主病：胸寒、痞痛、冷痰积。

补气益胃汤：黄芪 15g，人参 9g，当归 15g，半夏 12g，陈皮 9g，神曲 6g，草豆蔻 6g，炒白术 15g，炙甘草 15g，生姜 6 片。水煎服。

(5) 右关微

主病：脾虚、腹胀、腹痛、食少。

调气散：白蔻、丁香、檀香、木香、藿香、甘草、砂仁。

加减药：党参、枳实、半夏、陈皮、肉桂、附子、干姜各 6g。共为细末，每服 3g，温水送下。

(6) 右尺微

主病：小腹胀满、脐下冷痛。

兴阳丹：硫黄 0.3g，肉桂 2g，炮附子 15g，炮干姜 6g。共研末，为丸，朱砂为衣，**盐汤**送下。

2. 沉脉

重按筋下行、举不足、内刚外柔。

主病：多浮肿、气滞、阴经病、数热迟寒滑有痰。

(1) 左寸沉

主病：上焦寒或内热、胸背痛、头晕、心悸气短。沉迟紧虚弱无力。

人参附子干姜甘草汤：人参 9g，附子 6g，炙甘草 15g，干姜 15g，当归 15g，枳壳 9g，半夏 9g，陈皮 9g。水煎服。

沉数滑或有力。

黄连贝母汤：黄连 10g，连翘 15g，贝母 10g，郁金 10g，麦芽 15g。水煎服。

(2) 左关沉

主病：肝寒胁满痛、腹胀。

柴胡疏肝散：柴胡、桂枝、枳实、酒白芍、炙甘草、炮姜、香附、川芎、当归各等份。共研细末，温水送服。

(3) 左尺沉

主病：肾寒腰冷痛、小便频浊、小腹胀。

温肾丸：吴茱萸 9g，干姜 15g，山茱萸 15g，熟地黄 30g，肉桂 15g，附子 15g，茯苓 15g，益智仁 15g，山药 15g，丁香 9g，沉香 9g。共研末，蜜丸，温水送下。

(4) 右寸沉

主病：肺寒、吐清痰、胸痛气短、咳喘。沉迟紧弱无力。

黄芪白术干姜定喘汤：黄芪 30g，白术 15g，炙甘草 15g，当归 15g，干姜 15g，薤白 12g，陈皮 10g，半夏 15g，紫苏子 6g，款冬花 10g。水煎服。

沉数滑或有力。

清降汤：麦冬 21g，清半夏 15g，陈皮 9g，瓜蒌 15g，桑白皮 30g，杏仁 12g，黄芩 15g，款冬花 10g，莱菔子 9g。水煎服。

(5) 右关沉

主病：胃脘积寒、腹满痛，并嗳酸。

二陈汤加味：陈皮 10g，半夏 15g，枳实 10g，白术 15g，干姜 15g，炙甘草 15g，茯苓 15g，肉桂 15g，丁香 6g，木香 9g。水煎服。

(6) 右尺沉

主病：腰酸痛、小腹胀、小便不畅。

加味金匮肾气丸：茯苓、山药、山茱萸、熟地黄、肉桂、附子、泽泻、益智仁、小茴香、干姜、大腹皮、杜仲、牛膝、车前子各等份。共研细末，蜜丸。

3. 缓脉

应指和缓，如春杨柳舞风之象，一息四至。

主病：风或湿或脾虚或痿痹。

(1) 左寸缓

主病：心气虚、怔忡健忘、胸闷气短。

茯苓桂枝白术炙甘草汤：茯苓 15g，桂枝 10g，白术 15g，枳实 10g，炙甘草 15g，当归 15g。水煎服。

(2) 左关缓

主病：风眩晕、左胁胀闷不适。

香芎散：川芎 8g，独活 9g，藁本 9g，旋覆花 9g，细辛 6g，蔓荆子 6g，石膏 9g，炙甘草 9g，荆芥穗 6g，生姜 3 片。水煎服。

(3) 左尺缓

主病：腰痛足痿、小便数、月经少无。

桑螵蛸散：党参 15g，桑螵蛸 10g，山茱萸 12g，沙苑子 12g，牛膝 15g，川续断 24g，炒杜仲 15g，肉苁蓉 15g，牡蛎 20g，丹参 20g，泽兰 15g。水煎服。

(4) 右寸缓

主病：肺虚、咳逆、气短。

加味射干麻黄汤：黄芪 20g，半夏 12g，陈皮 9g，白术 15g，射干 10g，麻黄 6g，款冬花 10g，紫菀 10g，细辛 6g，五味子 6g，炮姜 15g，炙甘草 15g，附子 6g。水煎服。

(5) 右关缓

主病：脾虚脘闷腹胀、湿伤土。

半夏茯苓汤：半夏 15g，茯苓 15g，枳实 12g，生姜 6 片。水煎服。

(6) 右尺缓

主病：少腹冷痛、泄泻、真阳衰。

四逆汤：附子 9g，干姜 9g，炙甘草 12g。水煎服。

4. 涩脉

迟细涩、往来难、如刀刮竹、慢而艰。

主病：多主失血、亡津或伤精。

(1) 左寸涩

主病：心悸气短、胸痛。

生脉散：人参 12g，麦冬 10g，五味子 6g。水煎服。

(2) 左关涩

主病：肝虚、血亏、胸胁胀痛、多喜怒。

温经汤：人参 9g，炙甘草 9g，柴胡 3g，阿胶 6g，当归 15g，川芎 8g，白芍 9g，枳壳 9g，青皮 9g，半夏 9g，吴茱萸 3g，肉桂 6g，附子 3g，炮姜 6g。水煎服。

(3) 左尺涩

主病：精血亏、月经不调、小腹胀痛。

调经散：人参 12g，茯苓 12g，炙甘草 9g，熟地黄 20g，阿胶（冲）6g，吴茱萸 3g，半夏 9g，牡丹皮 9g，木香 9g，高良姜 9g，肉桂 9g，炒小茴香 9g，延胡索 12g。水煎服。

(4) 右寸涩

主病：肺虚、气短、臂痛。

桔梗汤加味：黄芪 15g，桔梗 9g，枳壳 9g，厚朴 12g，苍术 9g，半夏 9g，陈皮 9g，当归 15g，炙甘草 15g，羌活 9g，防风 9g，姜黄 15g。水煎服。

(5) 右关涩

主病：脾虚、呕吐逆、食少。

保中汤加味：茯苓 15g，白术 15g，藿香 9g，半夏 9g，陈皮 9g，栀子 9g，黄连 9g，黄芩 9g，砂仁 6g，甘草 6g，枳实 9g，川厚朴 9g，神曲 6g，肉桂 9g，生姜 3 片。水煎服。

(6) 右尺涩

主病：大便秘结、腹寒足冷。

加味润肠丸：人参 9g，茯苓 20g，炙甘草 15g，炒山药 20g，当归 20g，益智仁 20g，大腹皮 9g，细辛 8g，炮姜 9g，熟地黄 30g，肉苁蓉 30g，附子 6g，麻仁 9g。水煎服。

5. 迟脉

一息三至，去来极慢。

主病：病属寒，有力为痛、无力为虚寒。

(1) 左寸迟

主病：胸中寒痛、精神不振。

枳实散：枳实 9g，茯苓 12g，炙甘草 15g，龙眼肉 25g，干姜 15g，陈皮 9g，木香 9g，人参 9g，桂心 9g，附子 6g。水煎服。

(2) 左关迟

主病：肝寒、胁下痛、手足挛。

桂枝附子汤：桂枝 9g，附子 6g，炙甘草 15g。水煎服。

(3) 左尺迟

主病：肾虚寒、腰酸痛、女子不月。

养阴汤：茯苓 15g，山茱萸 12g，熟地黄 30g，酒炒小茴香 15g。水煎服。

(4) 右寸迟

主病：肺中冷、胸痛、痰滞气短、咳逆。

加味术附汤：枳实 9g，炒白术 15g，炙甘草 15g，薤白 12g，麻黄 8g，细辛 6g，附子 6g，肉桂 9g，炮姜 15g，黄芪 15g。水煎服。

(5) 右关迟

主病：脾胃冷、食不化。

加味理中汤：人参 9g，炒白术 15g，干姜 15g，附子 9g，肉桂 9g，茯苓 15g，陈皮 9g，炙甘草 15g，炒神曲 8g。水煎服。

(6) 右尺迟

主病：腰膝寒、少腹胀、五更泄泻。

附子理中丸：人参 30g，附子 30g，干姜 30g，炒白术 30g，炙甘草 30g。研末，蜜丸。

6. 伏脉

重按着骨、脉行筋下。

主病：阴阳潜伏、气血阻滞、各种积聚。

(1) 左寸伏

主病：头眩痛、气短、胸闷、心悸、有时痛。

苓夏沉香丸：麦冬 24g，枳壳 12g，当归 18g，茯苓 18g，炙甘草 15g，薤白 12g，半夏 12g，陈皮 10g，炮姜 6g，沉香 6g，木香 9g。水煎服。

(2) 左关伏

主病：头眩痛、胁胀痛、心多怒、脘满不思食。

四逆散：柴胡 15g，白芍 12g，枳实 9g，炙甘草 15g。水煎服。

(3) 左尺伏

主病：肾虚、腰痛、少腹冷、疝气痛。

温肾散：熟地黄 30g，附子 6g，干姜 15g，小茴香 15g，吴茱萸 6g，木香 9g，川楝子 12g，乌药 10g，细辛 6g，橘核 10g，乳香 8g。水煎服。

(4) 右寸伏

主病：胸满气短、咳嗽痰多、胸中痞硬。

加味术附汤：天冬 21g，枳壳 12g，当归 15g，半夏 15g，陈皮 10g，白术 15g，炙甘草 15g，干姜 8g，附子 6g，细辛 6g，五味子 6g。水煎服。

(5) 右关伏

主病：胃腹胀满、积聚疼痛。

宽中汤：砂仁 9g，炙甘草 9g，厚朴 15g，青皮 9g，陈皮 9g，丁香 6g，白豆蔻 6g，木香 9g，香附 12g，当归 15g。水煎服。

(6) 右尺伏

主病：脐下冷痛。

加味四白汤：黄芪 15g，茯苓 15g，炒白术 15g，酒白芍 9g，炙甘草 15g，干姜 15g。水煎服。

7. 濡脉

细而柔、如水中浮帛、按之无。

主病：气血微、精血伤、湿侵脾或崩漏。

(1) 左寸濡

主病：心虚气短、盗汗、失眠。

人参养荣汤：黄芪15g，人参9g，茯苓15g，炒白术15g，炙甘草9g，白芍9g，当归15g，陈皮9g，桂心9g，熟地黄25g，五味子6g，远志9g。水煎服。

(2) 左关濡

主病：气血虚、胁胀满、筋挛痛。

加味四君汤：人参9g，炒白术15g，茯苓15g，炙甘草9g，白芍9g，当归15g，枳实9g，半夏12g，陈皮9g，柴胡9g，香附9g，炮姜9g，姜黄12g，泽泻12g。水煎服。

(3) 左尺濡

主病：尿数频、男伤精、女脱血、腰腿酸痛。

补阴汤：人参9g，炒白术15g，芡实15g，阿胶8g，山茱萸12g，酒白芍12g，当归15g，女贞子12g，五味子6g，炮姜9g。水煎服。

(4) 右寸濡

主病：胸闷气短、自汗、发寒热。

黄芪桂枝汤：黄芪15g，桂枝9g，白芍9g，炙甘草15g，当归15g，生姜3片，大枣6枚。水煎服。

(5) 右关濡

主病：脾虚食少、脘胀闷、体肿身倦。

加味香砂丸：党参15g，白术15g，枳实10g，川厚朴12g，茯苓15g，半夏15g，陈皮10g，砂仁6g，木香9g，沉香6g，炮姜9g，肉桂9g，附子9g，大腹皮10g，泽泻15g。水煎服。

(6) 右尺濡

主病：下元虚冷、泄泻、肢冷。

理中汤：人参9g，白术15g，干姜15g，炙甘草15g，附子9g。水煎服。

8. 弱脉

柔而沉细按之乃得、举之无。

主病：阳虚久病、多汗、多惊悸、筋骨痿、崩漏。

(1) 左寸弱

主病：阳气虚多自汗、心悸、失眠。

加味四逆汤：人参 9g，麦冬 9g，五味子 6g，干姜 9g，附子 6g，远志 9g，炙甘草 9g，炒黄连 6g。水煎服。

(2) 左关弱

主病：筋必痿、气不舒、胃满食少。

加味桂枝汤：黄芪 15g，桂枝 9g，酒白芍 9g，炙甘草 12g，熟地黄 25g，青皮 10g，茯苓 15g，牛膝 9g，杜仲 12g，生姜 6g。水煎服。

(3) 左尺弱

主病：头眩耳鸣肾虚、小便数、骨痿痹。

加味地黄丸：麦冬 9g，五味子 9g，熟地黄 25g，茯苓 15g，山药 18g，山茱萸 12g，牡丹皮 9g，杜仲 12g，牛膝 12g，菊花 9g，磁石 18g，牡蛎 18g。水煎服。

(4) 右寸弱

主病：肺经寒、气短身冷。

加味四逆汤：黄芪 15g，炒白术 15g，炙甘草 9g，干姜 9g，附子 6g，淫羊藿 15g。水煎服。

(5) 右关弱

主病：脾胃虚弱胀满食少。

香砂平胃散：苍术 9g，厚朴 12g，砂仁 9g，香附 12g，炙甘草 9g，半夏 9g，陈皮 9g，炒神曲 6g。水煎服。

(6) 右尺弱

主病：下焦寒、五更泄泻。

加味四神汤：人参 9g，茯苓 12g，炒白术 25g，干姜 15g，补骨脂 15g，肉豆蔻 8g，炒小茴香 15g，吴茱萸 9g，益智仁 18g，炙甘草 15g，

肉桂 15g，附子 9g，五味子 6g。水煎服。

（三）九道脉见于六部代表方

1. 长脉

形如长干脉直长，三部皆有。

主病：多主实热有余之病。

(1) 左寸长

主病：心火旺、咽干痛、口舌疮。

黄连清火汤：黄连 12g，麦冬 24g，天冬 24g，五味子 9g，白芍 24g，甘草 15g，枳壳 12g，射干 10g，山豆根 10g，生地黄 25g，玄参 15g。水煎服。

(2) 左关长

主病：肝阳亢、头晕、胁胀痛。

镇肝熄风汤：白芍 15g，枳实 10g，代赭石 30g，生地黄 30g，玄参 15g，天冬 25g，茵陈 6g，黄连 10g，川楝子 19g，麦芽 9g，龙骨 20g，牡蛎 20g。水煎服。

(3) 左尺长

主病：少腹胀、尿赤、淋痛。

加味滋阴降火汤：生地黄 25g，黄柏 6g，栀子 9g，知母 15g，天冬 20g，木通 6g，车前子 15g，甘草 9g，当归 15g，陈皮 10g，赤芍 9g，瞿麦 9g，萹蓄 9g。水煎服。

(4) 右寸长

主病：胸满气短、咳痰多。

地骨皮散：麦冬 15g，天冬 15g，五味子 6g，地骨皮 15g，云苓 15g，杏仁 15g，黄芩 12g，知母 15g，桑白皮 15g，枳壳 9g，栀子 9g，生地黄 25g。水煎服。

(5) 右关长

主病：胃胀、口苦酸、胃灼热、恶心、厌食。

　　加味白虎汤：石膏 15g，百合 15g，川厚朴 12g，黄连 10g，知母 15g，茵陈 6g，芦根 15g，天花粉 15g，橘红 9g。水煎服。

(6) 右尺长

　　主病：相火上炎、头眩便燥、尿赤。

　　加味滋肾汤：黄柏 6g，知母 15g，茯苓 15g，山药 24g，大黄 8g，泽泻 9g，木通 6g，猪苓 9g，川牛膝 15g，肉桂 2g，栀子 9g，车前子 15g。水煎服。

　　2. 短脉

　　脉象短，不及本位。

　　主病：气虚阳微、痰阻、气滞。

(1) 左寸短

　　主病：心悸气短、胸闷、头眩。

　　益气养心汤：人参 15g，麦冬 12g，龙眼肉 15g，茯苓 15g，川芎 8g，炙甘草 15g，当归 15g，熟地黄 25g，远志 10g。水煎服。

(2) 左关短

　　主病：肝气不舒、胁胀满、心烦闷。

　　加味四七汤：人参 9g，当归 15g，半夏 9g，茯苓 12g，厚朴 12g，紫苏 6g，青皮 9g，炙甘草 6g，生姜 3 片，肉桂 6g。水煎服。

(3) 左尺短

　　主病：少腹痛、月经不调、腰酸痛。

　　大补经汤：人参 9g，茯苓 15g，炒白术 15g，当归 15g，川芎 8g，酒炒白芍 12g，熟地黄 20g，薏苡仁 20g，陈皮 10g，阿胶 8g，小茴香 15g，沉香 6g，吴茱萸 6g，干姜 9g，肉桂 9g，延胡索 15g，炙甘草 15g。水煎服。

(4) 右寸短

　　主病：肺气虚、气虚疲倦。

　　加味黄芪建中汤：黄芪 15g，芍药 9g，桂枝 9g，生姜 9g，大枣 9g，炙甘草 15g，当归 15g，川芎 8g，熟地黄 25g，附子 6g。水煎服。

(5) 右关短

主病：胃满腹胀或痛、不思食。

三香温胃汤：党参 15g，枳实 12g，川厚朴 15g，砂仁 8g，檀香 6g，木香 9g，半夏 15g，陈皮 10g，干姜 10g，肉桂 10g，沉香 6g。水煎服。

(6) 右尺短

主病：真阳弱少腹痛、腰痛、月事不调。

补真丸：熟地黄、菟丝子、杜仲、肉苁蓉、胡芦巴、鹿茸、肉豆蔻、肉桂、附子、小茴香、干姜、泽泻各 15g。共研细末，用羊腰子 2 对、葱、椒、酒煮制丸。

3. 虚脉

脉象迟浮大、按无力、举之空。

主病：多主血虚、自汗、痿痹。

(1) 左寸虚

主病：心悸气短、头眩晕、心烦热。

麦味养心汤：麦冬 15g，五味子 9g，茯神 15g，白芍 15g，当归 15g，炙甘草 9g，酸枣仁 15g，生地黄 30g，牡蛎 25g，人参 9g。水煎服。

(2) 左关虚

主病：肝气伤、血虚、筋萎缩、胁胀痛。

参归养荣汤：人参 6g，柴胡 6g，酒炒白芍 9g，当归 15g，何首乌 15g，阿胶 6g，枳壳 9g，牛膝 12g，木香 9g，川芎 8g，补骨脂 12g，杜仲 12g，知母 12g，炙甘草 9g。水煎服。

(3) 左尺虚

主病：精血亏、骨痿痹、月事不调。

补阴汤：人参 6g，龟甲 24g，熟地黄 20g，牛膝 9g，杜仲 12g，知母 12g，茯苓 12g，山药 20g，炙甘草 9g。水煎服。

(4) 右寸虚

主病：肺虚气短、虚咳自汗、面色苍白。

加味参芪附子汤：人参 9g，黄芪 15g，炒白术 15g，当归 15g，熟地黄 25g，炙甘草 15g，白芍 12g，酸枣仁 12g，牡蛎 20g，陈皮 10g，附子 6g，五味子 6g。水煎服。

(5) 右关虚

主病：脘腹胀、消化迟、大便溏。

加味四神汤：党参 15g，肉豆蔻 6g，茯苓 12g，苍术 12g，半夏 12g，陈皮 9g，砂仁 8g，木香 9g，炮干姜 15g，炒黄连 9g，海螵蛸 12g，肉桂 15g，附子 9g，益智仁 25g，吴茱萸 6g，补骨脂 15g，神曲 6g。水煎服。

(6) 右尺虚

主病：相火衰、腰冷痛、便溏、月事不调。

加味四逆汤：黄芪 15g，人参 6g，炒白术 25g，炙甘草 15g，干姜 15g，肉桂 15g，附子 9g，补骨脂 12g，牛膝 12g，鹿角霜 10g，杜仲 12g，菟丝子 15g，淫羊藿 15g。水煎服。

4. 促脉

数而止、复又动、无定数。

主病：为阳极欲亡阴，痰食积，三焦郁火炎炎（久病主危）。

(1) 左寸促

主病：心火炎、热壅迫。

滋阴降火汤：麦冬 15g，天冬 15g，黄连 9g，黄芩 9g，当归 15g，生地黄 30g，白芍 15g，酸枣仁 15g，竹茹 6g，栀子 9g，茯苓 12g，甘草 9g，煅牡蛎 25g，煅磁石 30g。水煎服。

(2) 左关促

主病：胁胀、血滞。

养肝汤：麦冬 15g，生地黄 25g，牡丹皮 9g，白芍 19g，阿胶（冲）8g，女贞子 15g，牡蛎 25g，甘草 15g。水煎服。

(3) 左尺促

主病：欲亡阴、头眩、淋浊、便血。

清肠汤：麦冬 20g，黄柏 6g，知母 15g，生地黄 30g，赤苓 12g，木通 6g，黄连 9g，栀子 9g，车前子 9g，瞿麦 9g，萹蓄 9g，甘草 15g。水煎服。

(4) 右寸促

主病：肺热咳喘、痰涌。

清肺汤：沙参 25g，麦冬 20g，黄芩 15g，栀子 9g，桔梗 9g，桑白皮 30g，杏仁 15g，贝母 9g，茯苓 15g，五味子 9g，甘草 25g。水煎服。

(5) 右关促

主病：脘胀痛、呕恶食积。

清胃汤：白芍 15g，麦冬 20g，百合 20g，贝母 9g，黄连 9g，砂仁 6g，川厚朴 15g，半夏 15g，陈皮 9g，栀子（炒）9g，山楂 25g，香附 12g。水煎服。

(6) 右尺促

主病：相火旺、邪热盛。

加减滋阴降火汤：麦冬 20g，天冬 20g，茯苓 15g，山药 25g，白芍 15g，黄柏 6g，知母 20g，肉桂 3g，生、熟地黄各 30g，甘草 15g，五味子 9g。水煎服。

5. 结脉

缓（迟）中止、复又动、无定数。

主病：阴盛气结痰积引起的癥瘕积聚。

(1) 左寸结

主病：胸满痛、心悸气短、自汗身倦。

加味枳实薤白桂枝汤：人参 9g，炙甘草 24g，当归 15g，熟地黄 20g，桂心 9g，枳实 12g，瓜蒌 20g，薤白 15g，半夏 15g，陈皮 10g，丹参 25g，茯神 15g，生姜 15g。水煎服。

(2) 左关结

主病：肝气郁结、脘满胁痛、食少等。

吴茱萸汤：吴茱萸 6g，人参 6g，生姜 6 片，大枣 6 枚。水煎服。

(3) 左尺结

主病：疝瘕、瘘躄、少腹胀满。

荔枝核散：荔枝核 9g，栀子 6g，炒山楂 15g，枳壳 9g，香附 9g，吴茱萸 6g，炒小茴香 9g，橘核 9g。水煎服。

(4) 右寸结

主病：胸满痛、气短咳喘、心悸、有痰。

桔梗汤：黄芪 15g，桔梗 9g，当归 15g，瓜蒌 20g，薤白 12g，杏仁 15g，百合 15g，枳壳 12g，薏苡仁 20g，甘草 15g。水煎服。

(5) 右关结

主病：脘胀、胀满积聚、胃气竭。

大消痞丸：人参、枳实、半夏、陈皮、厚朴、炒白术、姜黄、砂仁、神曲、黄连（炒）、黄芩（炒）、炮姜、炙甘草、猪苓、泽泻各等份。研细末蜜制丸，温水服。

(6) 右尺结

主病：精血少、月事不调、行经后期少腹痛。

龟鹿二仙胶：人参 9g，云苓 15g，山药 20g，枸杞 15g，龟甲 15g，鹿角 24g。水煎服。

6. 代脉

动而中止，不能还，良久再复动。

主病：脏气衰、心动悸、腹痛或吐泻、女孕胎三月。

(1) 左寸代

主病：胸满气短、心悸、胸痛。

加味益心汤：黄芪 15g，人参 9g，茯苓 15g，麦冬 15g，当归 15g，川芎 8g，熟地黄 25g，炙甘草 15g，菖蒲 10g，赤芍 15g，远志 10g，降香 15g，瓜蒌 20g，薤白 12g，酸枣仁 15g，丹参 25g。水煎服。

(2) 左关代

主病：胸胁、痞闷不舒、不思食。

逍遥散：白芍 9g，枳壳 9g，当归 12g，柴胡 9g，白术 9g，青皮 9g，茯苓 9g，炙甘草 9g，生姜 3 片，薄荷 8g。水煎服。

(3) 左尺代

主病：腰酸痛、少腹胀、便秘结。

加味乌蓉麻仁丸：何首乌 25g，枸杞 12g，炒小茴香 15g，茯苓 20g，山药 20g，薏苡仁 20g，细辛 8g，肉桂 9g，枳实 12g，木香 9g，炮姜 9g，桃仁 12g，麻仁 15g，肉苁蓉 30g。水煎服。

(4) 右寸代

主病：胸痹结、气短不足一息、心悸自汗。

加味益肺汤：黄芪 30g，人参 9g，当归 15g，桔梗 6g，白芍 12g，麦冬 20g，酸枣仁 15g，陈皮 9g，川芎 8g，熟地黄 25g，茯苓 10g，炒白术 15g，炙甘草 15g，附子 6g，远志 10g。水煎服。

(5) 右关代

主病：脘腹痞胀痛、饥不思食。

加味三香汤：陈皮 9g，佛手 9g，槟榔 9g，炙甘草 9g，藿香 9g，砂仁 6g，木香 9g，炮姜 9g，香附 12g，焦三仙（焦山楂、焦麦芽、焦神曲）各 9g，莱菔子 9g，枳实 12g，泽泻 12g，肉桂 12g，附子 6g。水煎服。

(6) 右尺代

主病：少腹痛、疝气痛、尿不畅。

加味四逆汤：枳实 10g，附子 6g，肉桂 10g，炒小茴香 15g，川椒 10g，益智仁 20g，干姜 12g，炒白术 15g，炙甘草 15g，茯苓 15g，泽泻 15g，细辛 6g。水煎服。

7. 牢脉

似沉似伏、实大而长、微弦。

主病：阴寒内伏、癥瘕积聚、心腹诸痛。

(1) 左寸牢

主病：心寒痛。

加味茯苓桂枝甘草大枣汤：茯苓 10g，桂心 9g，枳实 9g，薤白 9g，半夏 9g，陈皮 9g，菖蒲 9g，檀香 6g，川芎 8g，当归 15g，炙甘草 15g，干姜 9g，大枣 6 枚。水煎服。

(2) 左关牢

主病：肝积聚。

溃坚汤：当归 15g，川芎 8g，白术 12g，熟地黄 20g，枳实 12g，半夏 12g，陈皮 9g，山楂肉 15g，香附 12g，厚朴 12g，砂仁 8g，甘草 9g，桃仁 12g，红花 9g，全蝎 6g。水煎服。

(3) 左尺牢

主病：奔豚。

加味奔豚汤：熟地黄 25g，小茴香 15g，青皮 10g，炮姜 10g，肉桂 10g，白芍 12g，生姜 10g，大枣 10g，炙甘草 6g。水煎服。

(4) 右寸牢

主病：贲息定。

百部紫菀汤：麦冬 15g，五味子 9g，百部 10g，紫菀 30g，川贝母 10g，紫草 30g，款冬花 10g，桔梗 10g，杏仁 10g，重楼 12g，枳壳 10g，云苓 15g，当归 15g，前胡 10g，牡蛎 25g，甘草 10g。水煎服。

(5) 右关牢

主病：脘腹寒痛。

加味四逆汤：砂仁 8g，香附 12g，厚朴 12g，干姜 12g，炒白术 12g，茯苓 12g，炙甘草 12g，附子 6g。水煎服。

(6) 右尺牢

主病：癥瘕痛。

消癥丸：䗪虫 30g，牡蛎 30g，全蝎 15g，青皮 15g，木香 15g，五灵脂 20g，桃仁 20g，杏仁 20g。共研细末，蜜丸。

8. 散脉

涣散漫不收，有表无里，濡来浮细水中棉。

主病：正气衰竭至极、多属危证。

(1) 左寸散

主病：心气虚怔忡、大汗淋漓。

安神汤：人参 12g，麦冬 10g，五味子 6g，茯神 12g，酸枣仁 15g，炒白术 15g，炒黄连 8g，竹茹 6g，白芍 10g，当归 15g，生地黄 15g，熟地黄 15g，龙骨、牡蛎各 30g，附子 6g，朱砂（冲）1g。水煎服。

(2) 左关散

主病：溢饮、四肢浮肿、阴阳离。

加味麻黄附子细辛汤：黄芪 24g，茯苓 15g，麻黄 6g，附片 9g，细辛 6g，吴茱萸 6g，防己 9g，生干姜 24g，芡实 20g，炙甘草 15g。水煎服。

(3) 左尺散

主病：元气离散、病属危。

大补元煎：人参 12g，茯苓 15g，山药 20g，泽泻 15g，熟地黄 20g，山茱萸 12g，肉桂 9g，附子 6g，枸杞 9g，炙龟甲 15g，鹿角 15g。水煎服。

(4) 右寸散

主病：肺气虚、自汗多、喘咳。

黄芪附子汤：黄芪 24g，云苓 15g，炒白术 15g，桔梗 6g，杏仁 10g，桂枝 9g，白芍 9g，当归 15g，生姜 9g，肉桂 6g，附子 6g，炙甘草 15g，细辛 6g。水煎服。

(5) 右关散

主病：脾绝不思食、水鼓证。

加味中满分消汤：人参 8g，炒白术 10g，枳实 12g，川厚朴 12g，砂仁 6g，半夏 10g，陈皮 10g，姜黄 15g，木香 9g，附子 6g，茯苓 15g，大腹皮 10g，猪苓 10g，泽泻 10g，生姜 6 片，大枣 6 枚。水煎服。

(6) 右尺散

主病：魂应断。

地黄饮子：麦冬、五味子、茯苓、石斛、山茱萸、熟地黄、石菖蒲、远志、肉桂、炮附子、巴戟天各等份。加姜、枣同煎。

9. 细脉

细如丝、若丝线之应。

主病：诸病劳损、气血衰、精血亏。

(1) 左寸细

主病：心虚、怔忡、失眠。

安神汤：人参 10g，麦冬 10g，当归 12g，酒炒白芍 10g，炒黄连 8g，炒酸枣仁 15g，生地黄 12g，熟地黄 12g，茯神 12g，炒白术 12g，炙甘草 10g，竹茹 6g，朱砂（冲）1g，乌梅 1 个。水煎服。

(2) 左关细

主病：肝阳虚损。

加味桂枝汤：黄芪 15g，当归 15g，桂枝 9g，酒白芍 9g，炙甘草 9g，川芎 9g，生姜 3 片，大枣 3 枚。水煎服。

(3) 左尺细

主病：泻痢、津血脱、遗精。

加味双黄连芍药汤：人参 9g，当归 12g，黄连 9g，金银花 15g，乌梅 9g，炒白术 12g，砂仁 6g，赤芍、白芍各 18g，陈皮 9g，煨诃子 9g，木香 9g，槟榔 9g，枳壳 9g，山茱萸 12g，炙女贞子 9g，甘草 9g。水煎服。

(4) 右寸细

主病：气短、胸满、寒痰、咳逆。

加味参芪麻黄附子细辛汤：黄芪 15g，人参 9g，炒白术 15g，茯苓 15g，枳实 12g，厚朴 12g，炙甘草 15g，干姜 15g，麻黄 6g，半夏 15g，陈皮 9g，木香 9g，沉香 3g，官桂 9g，附子 9g，细辛 6g。水煎服。

(5) 右关细

主病：脾虚中湿胀闷。

调中健脾汤：黄芪 15g，人参 9g，茯苓 15g，炒白术 9g，草豆蔻 6g，川厚朴 15g，紫苏子 9g，莱菔子 9g，陈皮 9g，薏苡仁 12g，益智仁 15g，炒山楂 15g，肉桂 15g，附子 6g，泽泻 15g，沉香 3g。水煎服。

(6) 右尺细

主病：丹田冷、需温补。

茴香丸：威灵仙 15g，川乌 15g，陈皮 15g，防风 15g，川楝子 15g，草薢 15g，乌药 60g，川椒 30g，赤小豆 120g，茴香 120g，炒地龙 100g。共为细末，酒煮面糊丸，早晚温酒送下。

五、奇经八脉辨证

奇经八脉是经络系统的组成之一，是阴维脉、阳维脉、阴跷脉、阳跷脉、冲脉、任脉、督脉、带脉的总称。凡人一身有十二经，每经各有一别络，而脾又有一大络，并任、督二络为十五络，其二十七气相随上下，周流不息，营于五脏六腑。

奇经八脉与十二经不同，因其既不属于脏腑，又无表里配合，别道奇行，故称"奇经"。冲、带、跷、维六脉腧穴，都寄附于十二经之中，唯任、督二脉各有其所属腧穴，故与十二经相提并论，合称为"十四经"。

古代医圣把十二经谓之"沟渠"，把奇经谓之"湖泽"，比之天雨降下，沟渠溢满，雾露妄行，流于"湖泽"。这说明当十二经脉气血旺盛时，奇经能以蓄积，当人体气血受邪有病时，奇经八脉又能相灌供应。奇经八脉交错循行分布于十二经之间，起到联系协调气血阴阳的功能，是经络系统的主要组成部分。在临床治疗上，尤为在疾病严重阴阳失衡的情况下，更是辨证用药的着重点，另外在针灸和推拿方面，这也是必须掌握的经络基础。

（一）阴维脉、阳维脉

1. 阴维脉

阴维起于诸阴之交，由内踝上行入小腹于营分，阴维者，维络诸阴。

阴维交会腧穴：筑宾、府舍、大横、腹哀、期门、天突、廉泉。

2. 阳维脉

阳维起于诸阳之会，由足跟外侧上行于卫分，阳维者，维络诸阳。阴、阳二维为一身之纲维。

阳维交会腧穴：金门、阳交、俞臑、天髎、肩井、头维、本神、阳白、头临泣、目窗、正营、承灵、脑空、风池、风府、哑门。

3. 主病

阳维为病苦寒热，腰痛。阴维为病苦心痛，精神恍惚、多惊、善忘。

因阳维主持诸阳之经，阳主表，病则寒热。阴维主持诸阴之经，阴为荣，荣为血，血主心，故主心痛和精神方面病。

4. 治疗用药

营卫不和则寒热，宜桂枝汤主之。

阴维为病治在三阴之交，用三阴温里之剂。太阴证宜理中汤，少阴证宜四逆汤，厥阴证宜当归四逆汤、吴茱萸汤主之。

（二）阴跷脉、阳跷脉

1. 阴跷脉

阴跷起于足舟骨后方，循内踝上行至咽喉，交贯冲脉，于一身之左右。

阴跷交会腧穴：照海、交信、睛明。

2. 阳跷脉

阳跷脉起于足跟外侧，循外踝上行入风池，行于身之左右。阴阳跷共主一身之阴阳，为睡眠和下肢运动的总司。

阳跷交会腧穴：申脉、仆参、附阳、居髎、臑俞、肩髃、巨骨、天髎、地仓、巨髎、承泣、睛明。

3. 主病

阴跷为病则阳缓而阴急，即病阴厥，足胫直而五络不通（腰胯痛）。又阴气盛，阳气虚，故目闭也。

阳跷为病则阴缓而阳急，即狂走不卧（癫痫病）。又阳气盛，则阴气虚，故目不瞑也。

4. 治疗用药

阴气虚，故目不瞑，治当补其不足，泻其有余，以通其道，而去其邪，半夏汤主之。阴阳已通，其卧立至。

另针灸法：阴病则热，目不瞑，可灸照海、阳陵泉二穴。

阳病则寒，可针风池、风府二穴。

另：二跷为病并要依十二经阴阳营卫虚实之病理，以相互参考治之。

（三）冲脉、带脉

1. 冲脉

起于少腹内气冲，并阳明、少阴二经之间循腹夹脐上行，至胸中而散。冲脉与任、督脉，足阳明、足少阴等经有关系，故有"十二经脉之海"和"血海"之称。

冲脉交会腧穴：会阴、阴交、气冲、横骨、大赫、气穴、四满、中柱、肓俞、商曲、阴都、通谷、幽门。

2. 带脉

带脉起于季胁，围身一周。带脉总束纵行躯干诸条足经脉，使不妄行。

带脉交会腧穴：带脉、五枢、维道。

3. 主病

冲脉为病，逆所而里急。冲脉并足少阴经，夹脐上行，病故逆气，腹逆也。里急，腹痛也。

带脉为病，腹满，腰部觉冷，溶溶如坐水中，妇人带下。

4. 治疗用药

冲脉其证气上冲咽部，并喘息有音不得卧，宜调中益气汤加吴茱萸，量随气多少用之。另：黄连、黄柏、知母各酒炒，随证选用。

带脉病宜用加味肾着汤（白术、炙甘草、茯苓、炮姜、肉桂、炮附子、泽泻、杜仲、牛膝），渗湿汤和独活汤主之。

（四）督脉、任脉

1. 督脉

起于下极之俞（长强），并于脊里，上至风府，入于脑。任、督二脉此元气之所由生，真息之所由起。督脉与六阳经有联系，具有调节全身阳经经气的作用，称为"阳脉之海"。

督脉交会腧穴：长强、陶道、大椎、哑门、风府、脑户、百会、水沟、神庭。

2. 任脉

任脉起于中极之下，少腹之内，会阴之分，循腹里上关元，至咽喉。任脉与六阴脉有联系，具有调节全身诸阴经的作用，称为"阴脉之海"。

任脉交会腧穴：会阴、曲骨、中极、关元、阴交、下脘、中脘、上脘、天突、廉泉、承浆。

3. 主病

督脉为病，脊柱强痛，角弓反张等症。督脉实则脊强反折，虚则头重高摇。

任脉为病，其内苦结（腹中结块），男子为七疝，女子为瘕聚。皆由气血虚弱，寒温不调所致。

4. 治疗用药

督脉病宜用羌活、独活、防风、荆芥、细辛、藁本、黄连、大黄、附子、乌头、苍耳之类。证卒口噤背反张而瘛疭，用药不效可灸大椎、陶道。

任脉病阴腹切痛，取关元治之，任、督二脉为元气之所，虚则病类之多，治疗各依男、妇各科虚实调治。

奇经八脉脉象主病详见表 1。

表 1 奇经八脉脉象主病

八脉	脉象	主病
任脉	寸口脉紧细实长，下至关者	动苦少腹绕脐痛。男子七疝，女子瘕聚
督脉	三部俱浮，直上直下	脊柱强痛不得俯仰。大人癫，小儿痫

（续表）

八脉	脉象	主病
冲脉	三部俱牢，直上直下	逆气少腹痛，有瘕疝，遗尿，女子绝孕
带脉	中部左右弹者	腰部痛，妇人带下，月经不调。男子少腹痛或失精
阳跷	前部左右弹者	腰背痛，癫痫病，不眠
阴跷	后部左右弹者	少腹痛，腰胯痛，癫痫病。男子阴疝，妇女漏下不止
阳维	从少阴斜至太阳者	苦寒热，肌肉痹痒。癫痫
阴维	从少阴斜至厥阴者	苦心痛，癫痫僵仆失音。肌肉痹痒，汗出恶风

六、脏腑阴阳辨证用药

前文已述以浮、数、实等脉为阳。阳气盛则火旺，火旺则血亏，血为阴为水则阴虚。若其人面目、唇口现红赤色，精神不倦，易失眠，口干口苦咽干，干咳无痰，或舌苔黄腻，口渴欲冷饮，心情多烦躁，易汗，小便赤、大便干等皆属阴虚证。也有外寒内热者，如沉伏数脉，当以细辨。

前文已述沉、迟、虚等脉为阴，阴气盛则水旺（痰、饮、水肿），水旺则气虚寒盛为阳虚。若其人面目唇口青白，气短体倦无神，肢体沉重畏寒怕冷，口不干多吐清水，喜热饮，二便清利，为阳虚证。又由命门相火亏于下，尺脉沉微者，元阳上浮，寸关脉浮数者为虚火。

依阴阳脉证，阴虚者则治以养阴清火，阳虚者则治以扶阳抑阴补气祛寒利水。又每个脏腑都有阴阳，在治疗时为保阴阳平衡，需在扶阳中加些和阴药，在养阴清火中稍加补阳之品，以防阴阳偏盛偏衰之虑。扶阳养阴之药如表2。

表 2　扶阳养阴药物

		扶阳祛寒药	养阴清热药
心		龙眼肉、桂枝	麦冬、当归、柏子仁、龟甲、黄连、连翘、牛黄、栀子、郁金、贝母、木通、百合、莲子须、珍珠、川楝子、天竺黄等
肺		人参、黄芪、饴糖等	麦冬、天冬、生地黄、沙参、黄芩、瓜蒌、贝母、栀子、天花粉、竹茹、地骨皮、金银花、知母、车前子、石韦、通草、百部、百合等
小肠		小茴香、荔枝核、橘核	生地黄、赤小豆、木通、海金沙、赤苓、黄芩、川楝子、防己
大肠		韭菜、肉蔻、莲子、川椒、硫黄	枸杞、当归、大黄、朴硝、白头翁、生地黄、黄芩、绿豆、玄明粉等
肝		山茱萸、川续断、杜仲、肉桂、艾叶、大小茴香、吴茱萸	生地黄、女贞子、决明子、夏枯草、白芍、代赭石、蒲公英、红花、地榆、墨旱莲、槐角、槐花、侧柏叶、凌霄花、琥珀、石决明、前胡、珍珠、密蒙花、生枣仁、芦荟、牛黄等
胆		酸枣仁炒、半夏	龙胆草、青黛、大青叶、柴胡、前胡
脾		白术、姜、豆蔻、砂仁、大枣、莲子、荔枝、饴糖、熟蜜	石斛、白芍、竹叶、射干
胃		大枣、姜、韭菜、肉蔻、莲子	石膏、朴硝、大黄、玄明粉、竹叶、漏芦、白头翁、白薇、蒲公英、贯众、地榆、槐角、槐花、葛根、升麻、白鲜皮、苦参、茵陈、萹蓄、木瓜、刺猬皮、寒水石等
膀胱		肉桂、荔枝、麻黄	黄柏、黄芩、龙胆草、川楝子、茵陈
三焦	上焦	人参、黄芪、桂心、当归、龙眼肉	黄连、黄芩、连翘、栀子、生地黄、知母
	中焦	白术、炙甘草、山药、何首乌、山茱萸、阿胶	龙胆草、石膏、白芍、石斛、青黛

（续表）

		扶阳祛寒药	养阴清热药
三焦	下焦	附子、肉桂、地黄、枸杞、菟丝子、补骨脂、沉香、硫黄	黄柏、知母、大黄、芒硝、牡丹皮、青蒿
肾		附子、肉桂、鹿茸、鹿胶、沉香、阳起石、仙茅、胡芦巴、淫羊藿、远志、补骨脂、丁香、益智仁、硫黄、蛇床子、川椒、胡椒、蛤蚧、钟乳石、肉苁蓉、锁阳、巴戟天、菟丝子、地黄、覆盆子、狗脊、紫河车、山茱萸、白蒺藜、海螵蛸、海狗肾	龟甲、枸杞、生地黄、桑寄生、冬葵子、磁石、桑螵蛸、阿胶、火麻仁、胡黄麻、食盐、黄柏、玄参、牡丹皮、胡连、青蒿、地骨皮、防己、琥珀、龙胆草、寒水石
命门		附子、肉桂、鹿茸、沉香、阳起石、远志、仙茅、硫黄、胡芦巴、蛇麻子、川椒、胡椒、益智仁、补骨脂、丁香、蛤蚧、石钟乳、雄蚕蛾	生地黄、玄参、黄柏、知母、大黄、麦冬、天冬、黄连、黄芩、栀子、白芍、牡丹皮、羚羊角等 引火归元：肉桂、附子、五味子

七、脉药辨证的四项要领

（一）辨证首抓主症，重视兼症

以主症为主辨证，并重视兼症是脉药辨证的关键。

主症是代表病人痛苦的主要症状和体征，如头痛、失眠、咳嗽、心痛、胃脘痛、腰痛、泄泻、带下、水肿等。

在辨证中必须认清哪些是主症哪些是兼症。所谓主症，往往有两个或两个以上，无论有几个都是辨证的主要环节，再加兼症共同辨证，是针对治疗的目的。相兼的症状，如身体的寒热、面色、精神状况、饮食状况、大小便状况、有汗和无汗、舌苔及脉象，都是在主症影响下，组成的一个统一整体，它们的相互关系就是辨证中医者所想要的答案。在主症中首先对发病根源有了一定的初步认识，进一步在兼症中发现主症起因，两者综合起来就是整个辨证过程，问题也就迎刃而解了，再行治疗就会得到显著的疗效。例如头痛一症，有一病人伴有恶寒、发热、鼻塞，并胃满、少有呕吐，脉浮紧等。另一病人头痛，并失眠，没有恶寒发热症状，只是大便秘结，六七天一次，另有些胃痛、腹胀，两寸脉小，两关脉浮大数，舌苔黄厚。还有一病人头痛日久，精神倦怠疲惫，小腹凉，四肢冷无力，大便少稀，寸脉浮缓、尺脉沉虚无，舌苔白腻。按以上三例来分析，虽都属于头痛，但其表现各有不同。第一例因外感引起，故寒热成为主症，头痛成为次要症状；第二例的大便秘结、胃痛、胀是因脾胃运化失常引起头痛，肠和胃便成了辨证的主症；第三例中腹凉肢冷，尺脉沉虚，属元阳亏虚，虚火上浮引起头痛，都同是辨证的主症。

有了辨证的主症，其余兼症、脉象和舌苔，在辨证中也同样是不可分割的重要成分，是为解决在主症下辨证中根据四诊所得到的证候群。不同的证候辨证中，会出现不同的证候群，即疾病就是主症和兼症相互组成的一个整体，以各方面指征相互关系分析所得出的结果，为治疗得到显著的疗效提供基础。每一症、每一舌和脉都是整个病机的单元，也是人体生理和病理过程中的反映，更是对主症病情程度、部位和经络起着进一步判断和鉴证的证据。例如，对舌质舌苔的辨证，可以帮助判断脏腑气血盛衰和脾胃运化状况，正常人的舌色多是淡红色且有光泽的，根据病的轻重不同可出现淡白色，红色或暗红色，紫色。舌尖红为心火上炎，两边红为肝经有热，舌面全红无苔是胃阴虚或心火内盛，因胃系衰弱多发于心脏病和妇科病，舌根无苔者是肾阴虚。正常人的舌苔薄白均匀且津液适中，在疾病辨证中多以白苔为寒，但少数人的白苔干裂无津或透出红色为内热，以脾胃的强弱不同可出现薄苔、厚苔、厚腻苔或腐苔，白苔为寒湿，黄苔为湿热，少见的灰黑苔，提示病情进一步加重。苔中湿润者为寒湿内盛，苔黑津液干枯者为热极内盛等。关于舌的论述很多，这里重点提出的是舌的征象及各种因源，是为解决主症辨证的关键。

在对脉的辨证上，脉象是全身气血流注强弱的象征，更是反映脏腑功能、气血阴阳虚实的重要环节，结合以上主症、舌苔等，综合分析，能得到确切的结论，以正确立法用药。如上述第一例中脉浮紧证实了感冒风寒的病因。第二例的关脉浮大，寸尺脉虚小，说明了消化系统（肝、脾）障碍的病因。第三例的尺脉沉虚指明了元阳虚越是起因。有些病的因源没有脉诊是辨不出的，第三例诊断中的阴阳不平正是脉诊的特长，优于现代医学对无形质患者的病源无法明确的问题，如某年秋月一妇由儿子搀扶前来，自述头痛、失眠、血压高、腰腿痛、手脚麻、心慌、不欲饮食、便秘，六七天一次，走路无力，经现代先进的仪器多次检查，却查不出具体病因，久治不愈。经脉诊，左寸脉虚浮，余皆细弱、尺脉无根，证为阴阳两亏，脾胃虚弱运化失职导致全身气血亏虚，笔者以扶阳健脾为法，服药十多剂病愈，能以自理。

所以，从上述可以看出脉象对辨证的重要性，也反映了中医学将脉诊放在"四诊"最后的重要意义。要重视脉诊，但也不能离开整个证候而孤立地去判断结论，对于病人和医生要求和自称，只以脉来推断病情是错误的说法，《难经·二十一难》中曰："形病脉不病曰生，脉病形不病曰死。"何谓也，因人以脉为主，故曰"脉平则生，脉病则死"。脉病形也病者为病，如脉病而形（体）不病者乃脉失去常度，如见代脉之类。又有脉和症反映不一致者，如人元气外脱时，见到的洪脉，在寒热发作时脉反细弱，是元气虚陷，这些脉与症反映不一现象是说明病情的增长和消退，此时要重视脉诊，但不能单一依靠脉诊，必须以四诊合参，才能得到确切的结论。另外，同一脉象因男女不同，且时间、气候、环境等方面的影响也会产生变异，这种变异只是暂时的。总之脉诊辨证要与整个证候群共同辨证，在治疗中才能得到显著疗效。所以重视兼症是为主症辨证的关键。

（二）四诊八纲和病性辨证必须结合运用

1. 四诊

四诊是对患病的原因进行初步诊断的四种过程方法，前文在"诊脉要在四诊之末"讲了四诊的方法和意义，本节从这基础上诊断的因果，进行八纲辨证和病性辨证。

2. 八纲辨证

八纲辨证是根据病情资料，以表、里、寒、热、虚、实、阴、阳八个纲领，辨别疾病发生的部位深浅，人身正气与病邪斗争的盛衰，病症属阴属阳，作为辨证的八个纲领为治疗疾病指明了初步的方向。

八纲辨证是从八个方面对疾病本质做出纲领性的辨别，归纳出各种证候。在诊断过程中起到执简驭繁、提纲挈领的作用。《黄帝内经》虽无"八纲"这一名词，但也有八纲具体内容的散在性论述，并且基本确定了其相互间的辨证关系。张仲景在《伤寒杂病论》中，具体运用八纲对疾病进行了辨证论治。张景岳《景岳全书》专设"阴阳篇""六变辨"，对八纲做了进一步论述，并以二纲统六变，曰"阴阳既明，则表与里对，虚与实对，寒与热对，明此六变，明此阴阳，则天下之病，固不能出此八者。"明显地将二纲六变作为辨证的纲领。

八纲辨证从八个方面对疾病本质做出纲领性的辨别。如是单一的证候是好辨别的，但在疾病过程的反映中，八纲之间不是彼此孤立的，而是相互联系的、可变的，其间可以相兼、错杂、转化，如表里同病、虚实夹杂、寒热错杂、表证入里、里证出表、寒证转为热证、热证转为寒证、实证转为虚证、虚证转为实证等，并且还可能出现证候的真假，如真热假寒、真寒假热、真实假虚、真虚假实等，这就大大增加了八纲辨证的复杂程度，从而可组成多种具体的证候，如表里实寒证、表寒里热证等，尽管临床上的证候复杂、多变，但都可用八纲进行概括。

下面只就证候寒热真假和证候虚实的辨别加以分析。

(1) 关于证候寒热真假的辨别

如何辨别真假，中医学理论总结了两条结论。

表现于内部、中心的状况，即胸腹的冷热是辨别寒热真假的关键，胸腹灼热者为热证；胸腹部冷而不灼热者为寒证。

《温疫论·论阳证似阴》指出："捷要辨证，凡阳证似阴，外寒而内必热，故小便血赤；凡阴证似阳者，格阳之证也，上（外）热下（内）寒，故小便清白。以小便赤白为据，依此推之，万不失一。"确为经验之谈。如真寒假热，有些患者久病阳气虚衰，阴寒内盛，有四肢厥冷、小便色清、大便不燥或下利清谷、舌淡苔白、脉沉无力等典型表现；有些患者虽表现面红，时而发热，但胸腹无灼热，并覆盖衣被；虽口渴，但不欲饮，虽饮也不多，且要热饮；有些患者牙痛，但牙龈不红肿；有些患者虽然头痛，还要以辛温药如肉桂、附子，以回阳治之。这些都是寒极格阳，虚火上炎的表现。与此相反，真热假寒就分明了。

(2) 关于证候虚实的辨别

在《古今医案按》中对真假虚实证有明确的结论，关键在于脉象有力或无力，有神或无神，但浮脉也有虚，沉脉也有实；然后是舌质的嫩胖或苍老，语言呼吸的高亢粗壮或低怯微弱；病人的体质状况，病之新久，治疗经过等，也都是辨析的依据。

真实假虚：指病性本质属实邪内盛，因大大消耗了气血，而出现神情默呆，体倦懒言，身体羸瘦，脉象沉细等表现。如肠炎下利症，由于热结肠胃，湿热内瘀，邪毒伤害气血致脉象沉细而数，并出现上述现象。肿瘤病后期严重者多出现这些现象。

真虚假实：指病性本质类似实证的假象，如久病虚弱的病人，却出现腹部胀满，呼吸短促，二便闭涩。虽胀满但有时能缓解，并内无积块喜按。这是由于脏腑虚衰，气血不足，运化无力，气机不畅，而出现类似实证的表现。如常见的大便秘结而不干，几天不通，就是肠胃运化无力的虚证表现。又如怕冷而腹痛却喜热饮或摩按等现象，皆属此类。此证脉象皆沉虚无力。

以上是通过八纲中证候寒热真假和证候虚实为主的辨析，其他还有更多证候转化的复杂变化。总之通过八纲的关系体现了中医学的辨证观点，理解八纲之间的辨证关系，就可以认识到疾病邪正斗争的矛盾是处在相互联系和变化中的，矛盾是变化着的事物对立面的存在，有着对峙和过渡阶段，且又是相互转化的。所以对于证候的变化和虚实真假，必须抓住疾病的本质，去伪存真，通过八纲辨证对病情做出判断。

3. 病性辨证

病性辨证是根据疾病所体现的各种证候，并结合疾病发生的原因、病位及各方面体征进行分析，综合辨证。病性是病理变化的属性，即当前所出现的证候属于哪种性质，也谓病机理论。《素问·至真要大论》所载病机十九条有明确阐述（这里不重载）。其中属于五脏的各有一条，属于火的有五条，属热的有四条，属风、寒、湿的各有一条，属上、下的各有一条。要求医者"谨守病机，各司其属，有者求之，无者求之，盛者责之，虚者责之，必先五胜，疏其血气，令其调达，而至和平，此之谓也。"这是要求医者谨慎地观察病机，了解各种症状的所属，有邪气要加以推求，没有邪气也要加以推求，实证的原因是什么，虚证的原因是什么。一定要分析出五脏气血何气所胜，使何脏受病，疏通气血，达到和平，才是治疗的最后目标，是医者辨证中谨要遵守和慎重分析的，是病性辨证最重要的内容，也是疾病辨证学研究的一个重要方面。病性概念的内容如下：风寒证、湿热证、劳倦证、内伤证、痰证、食积证、阳虚证、阴虚证、亡阳证、亡阴证、喜证、怒证、忧思证、惊恐证等。

有了以上这些病性证候，再与发病原因、病位、症状和身体的全面体征综合分析方可使辨证结果准确，现举例说明。

病例 1：一老年女士，71 岁，七月间求诊，因暑温高热，在医院用药物治疗 1 个月无效，出院在家，求中医治疗。病人面色黑瘦、气短、喘息、抬肩、心慌、心烦、发热，体温 38～39℃，口渴、出汗（夜重），很少饮食，大便秘结 1 个月未解，小便黄，靠输氧维持，脉诊，两寸关浮数疾，尺微，舌红紫、苔少白干。给予银翘解毒和一贯煎加味内服，遂愈。

病例 2：一男，48 岁，九月间发病，一天下午腹痛，并身冷恶寒，手足凉，盖被卧床，口不渴，面黄唇黑，大便少溏，脉诊，沉小紧，舌暗苔薄白。给予四逆汤，服立愈。

病例 3：一女，67 岁，因久病体无力行走，由家人搀扶求中医治疗，诉说腰背痛，腿重，并手足发麻，头痛头沉，失眠，神倦，血压高，160/100mmHg，不思饮食，怕凉，口不渴，觉腹中有水响，大便不干不解，6～7天一行，脉诊，左寸关沉细弦数，右寸关沉细弦，两尺无。舌尖少红，苔白厚。给予人参健脾汤、真武汤合桂附细辛汤加减，内服10多剂调理，遂愈。

上述3个病例的症状，都具备了四诊辨证的依据。

从病因辨证分析，病例1和病例2同属外感六淫病，前者暑淫病，后者是寒淫病，病例3是内伤病。

从八纲辨证分析，病例1的发热、出汗、脉数疾和病例2的恶寒、手足凉、唇黑、脉紧同属表证，表热证和表寒证。病例1的气短、喘息、心慌、心烦、口渴、便秘、小便黄、苔白干、脉数疾是里虚证、热证、脾虚证，同时也是阴虚证。病例2的腹痛，口不渴，大便少溏，苔薄白，脉沉小紧是里证、寒证，同时也是阳虚证。以上2例具有表证、里证、寒热不同的证候。病例3的症状属于内伤里虚证，并阴阳失衡，如神倦、无力行走，手足麻木，不思饮食，脉沉细等都是一派里虚证；头沉，腿重，怕凉，觉腹中有水声，尺脉虚无是里寒湿证、阳虚证；大便秘，不思饮食都是脾虚证；头痛，血压高，舌尖红，左寸关脉沉弦数是虚热证；头痛，腰痛是疼痛证；手足是麻木证；全身没有外感表证。

从病性分析，病例1发热，口渴，心烦，出汗，大便秘结，小便黄，脉浮数疾，发病在七月间，辨证应从暑温辨证。从发热，出汗，脉浮数疾知是暑热温邪伤及了卫分。心烦，口渴，出汗，很少饮食，大便秘结，小便黄，舌紫苔干，是温邪伤及脏腑，是里热邪内伏。气喘抬肩，心慌，心烦，少食，大便秘结1个月未解，脉浮数疾，是温邪重正气衰的征象。治法宜先养阴扶正气，疏通肠胃，再以清瘟解毒。病例2是九月间初发病，腹痛，身冷恶寒，口不渴，脉小紧应从伤寒病来辨证。身冷恶寒，手足凉，盖被卧床，脉沉小紧，是寒邪伤及了表里。胀痛，口不渴，面黄唇黑，大便少溏，脉小紧是寒邪入里，为里寒，也是脾虚，阳虚，遂形成了表里皆寒、阴寒内盛的体虚证。治宜扶阳逐寒之法。病例3的症状没有外感表证，故应从内伤病来辨证。头沉，神倦，腿重，口不渴，不饮食，觉腹中有水，大便不干不解，脉沉弦细，两尺虚无，是脾肾阳虚证，也是脾虚致运化失职而出现以上各症及腰背痛和手足麻木。头痛，失眠，血压高是肾阴虚致肝木虚火上浮。上火下寒而形成阴阳失衡，出现的各种症状。治宜补脾肾之阳气，健脾利湿益肾，少加平肝泻火之品，使阴阳平衡。

综上所述，可见对待每一个病人都要一步步从表到里，从局部到整体，从症状到脏腑经络，以四诊手法进行八纲和病性辨证，并且是深入的、细致的，才能得出准确的结论，以立法用药。从整个的辨证过程中，可以看出脉诊的重要性，每个证候的表里、寒热、虚实、阴阳通过脉诊的动向显示会更加明确。但是有些病的辨证光凭一次还不准确，尤其疑难杂症，还要通过二次的复诊情况和患者的反映，或者通过几天后病情发展方向的检验，才能使辨证得到准确的结论。总之，得要长期和多年的实践体会，和努力地学习中医基础知识，尤其是脉诊知识，并向有经验的老者学习，使理论和实践的结合不断得到锻炼，诊脉水平才能不断提高，以达到熟练和成功的境界。

（三）重视五脏六腑的生理、病理及相互关系

中医学的五脏六腑生理、病理及相互关系，是中医学理论独特的基石。只有对其理论有清楚明确的认识理解，并知其与脏腑、组织、经络是一个相互依赖，相互影响的有机整体，共同维持着人体的生命活动。并认识理解到人体生理组织结构和功能是天人相应理念的具体体现，医者才能更准确地去进行辨证论治。在脉诊辨证中，内部脏腑生理病理变化与阴阳五行规律的体现，在脉象上都有所反映，是内外相互联系的关系，也是学习脉诊内因反映于外象最好的理解。通过四诊八纲辨证，对复杂的疾病，综合分析判断疾病的性质和病因，确定出治疗疾病的理、法、方、药，以取得好的疗效。但由于部分医者对这个前提认识理解的程度不同，尤其是初学者，只以病用药，故开出的药不能应对脏腑经络的生理病理变化。为做好临床辨证施治，诊好脉，用准药，为更好地学习和理解，笔者将五脏六腑生理、病理及相互关系写于此，适合临床工作者参考，在临床便于以此理论依据应对疾病产生的各种情况。以四诊八纲辨证和以人的气血阴阳五行生克变化规律可以很好地辨证分析和准

确用药，所以必须打好中医理论坚固的基础。

1. 五脏

(1) 心

心主血脉，是指心脏以主营血和推动血液在血管里运行，同时又在肺的协助下，将血液输送到全身各脏腑组织，使人体心气旺盛，血脉充盈，思维敏捷，精力充沛，人体有力，脉搏正常，面部红润光泽。

心藏神，神者，五脏专精之本，为君主之官，人体活动和精神活动都归于心。

心主汗液，汗为津液化生，血也为津液所化，故血汗同源。血液与汗液又相互渗透，因心主血液，故"汗为心之液"。

心开窍于舌，舌与五脏都有关联，唯心最为密切，心的气血通于舌，反映在舌体上，故有"舌为心之苗"之说，故察舌质可知心与五脏之盛衰。

(2) 肺

肺主气。肺主呼吸以吐故纳新，使内外的气体不断交换，以维持人体的正常活动。肺吸入清气与脾胃水谷精气结合而聚于胸中滋生宗气。再与心结合生血而产生营气。肺又主宣发、布散气血津液，以温润各脏腑组织器官及肌腠、皮毛，即"外合皮毛"之说。因而肺气主持着宗气、营气和卫气，使一身的气血功能正常，正是肺有主持一身之气和调理诸气的功能。若肺气不足，则宗气不足，而出现呼吸无力、气短、语音低微、身体疲倦、畏寒肢冷等症。同时不能敷布卫气、津液于皮毛，而使皮毛憔悴枯槁，还可引起卫外功能减弱而易感冒。卫气主管汗孔的开合，肺卫气虚，则易自汗。

肺主肃降，通调水道。"肃降"即清肃下降之意。"肃"又为肺内洁净畅润的形容和概括，肺内清肃不容异物，不耐寒热，所以肺又称为"娇脏"，一物不容，毫毛必咳。如外邪束肺，或痰湿阻肺，可致肺失清肃，气机壅滞，而出现胸闷、咳嗽、气喘、痰饮等症。所谓"降"，肺居五脏之上，从外界吸入的清气，和脾上输肺的水谷精微，如同雾露一样均匀地弥漫散布全身，这种下降的作用，使全身得到滋养。多余的水液不断下行到肾与膀胱，以维持水液的正常代谢，使小便通利，所以又称"肺主行水"和"肺为水之上源"。此外，肺的功能正常还可推动饮食，糟粕下行，促进肠道的传导与排泄。如肺失于肃降，不能通调水道，则会出现水肿、尿少、小便不利等症。

肺开窍于鼻。鼻是呼吸及嗅觉的门户和通道，所以"鼻为肺窍"。肺气和调畅利，嗅觉才灵敏而知香臭矣。鼻通于外界，成为入侵肺脏的道路。如风寒犯肺，则见鼻塞流涕、嗅觉不灵等症。如肺有燥热，肺津亏乏，则出现干咳少痰，鼻燥咽干，鼻翼扇动等症。喉咙又是肺气的出入门户和发生器官，如肺发生病变，常会引起声音嘶哑及喉痹等症。

综上所述，肺主气，司呼吸，主持气机出入升降，辅助心脏主宰血液循环，对全身气血具有调节的功能。《素问·灵兰秘典论》把这种作用概括为"肺者，相傅之官，治节出焉"。可以看出肺气在人体生理活动中的重要性，是中医学的独特论述。

(3) 肝

肝主藏血，肝主疏泄。另外，肝还主筋，其华在爪。筋的生长及其功能，要依赖肝血的滋养，以使筋柔韧有力，维持人体的正常活动。如肝血不足，筋脉得不到滋养，筋的活动表现为疲惫无力、手足震颤、肢体麻木，或拘急抽搐，屈伸不利等症。若热邪灼伤津液，血不养筋，则出现四肢抽搐，屈伸不利等症。若热邪灼伤津液，血不养筋，出现四肢抽搐，甚则牙关紧闭、角弓反张等症，称为"肝风内动"。《素问·至真要大论》病机十九条中所说的"诸风掉眩，皆属于肝"和"诸暴强直，皆属于风"说明了肝风内动所引起的眩晕、动摇、抽搐征象。"诸暴强直"是指筋脉失养引起的强劲不柔和、身体关节强直，并且肝的盛衰还表现在爪甲的荣枯，如肝血充足，筋脉健强，爪甲也强韧明润，反之，则爪甲脆薄枯暗。所以"肝主筋，其华在爪"。

肝开窍于目。目所以能视万物，是受五脏六腑精气的滋养。《灵枢·大惑论》说："五脏六腑之精气，皆上注于目而为之精。"尤其与肝的关系更为密切，因其经脉上连目系，肝血滋养两目，使之发挥视物的功能。若肝血不足，目失所养，常有两目干涩，视物不清或夜盲等症。

肝经风热，可见目赤痛痒；肝阳上亢，可见头晕目眩；肝风内动，可见目斜上吊等。肝与目关系密切，故"肝开窍于目"。另外，目还与心、脾、肾有一定关系，如心火则目赤，脾湿则生障翳，肾虚则目黑暗，特别是肝、肾二脏。

(4) 脾

脾主运化，指脾气将饮食水谷转化为水谷精微，并将其吸收、转输到全身脏腑的生理机能。脾主运化是整个饮食物代谢过程的中心环节，也是后天维持生命活动的主要生理机能。

脾主统血，指脾气具有统摄、控制血液在脉中正常运行而不逸出脉外的机能。脾气统摄血液的机能，实际上是气的固摄作用的体现。脾气是一身之气分布到脾脏的部分，一身之气充足，则脾气充盛；而脾气健运，生气充足，则一身之气自然充足。气足则能摄血，故脾统血与气摄血是统一的。脾气健旺，气生有源，气足而固摄作用健强，血液则循脉运行而不逸出脉外。若脾失健运，气生无源，气衰而固摄作用减退，血液失去统摄则逸出脉外而为出血。病理上，脾不统血与气不摄血的机理亦是一致的。只是由于脾气的升举特性，及其与肌肉的密切联系，所以习惯把下部和肌肉皮下出血，如便血、尿血、崩漏及肌衄等称为脾不统血。脾不统血由气虚所致，一般出血时间较长，色淡质稀，多见于人体下半部，并有气虚见症如倦怠乏力等。

在窍为口，其华在唇。口主接纳和咀嚼食物，便于胃的受纳和腐熟。脾经"连舌本，散舌下"，舌又主司味觉。所以，食欲和口味均可反映脾的运化功能状态，故称口为脾之窍。脾气健运，则食欲旺盛，口味正常，如《灵枢·脉度》说："脾气通于口，脾和则口能知五谷矣。"若脾失健运，湿浊内生，则见食欲不振，口味异常。如口淡乏味、口腻、口甜等。唇，指口唇。口唇受脾精、脾气及其化生的气血的濡养，其色泽可以反映脾精、脾气的盛衰及其机能的强弱，故称脾之华在唇。如《素问·五脏生成》说："脾之合，肉也；其荣，唇也。"《灵枢·五阅五使》说："口唇者，脾之官也。"脾气健运，气血充足，则口唇红润光泽；脾失健运，则气血衰少，口唇淡白不泽。

(5) 肾

肾主藏精，主人体生长发育与生殖繁衍。肾所藏之精，包括先天之精和后天之精，先天之精是构成形体的基本物质，是父母的精卵结合，即《灵枢·经脉》所说"人始生，先成精"的"精"。后天之精，来源于五脏六腑之精气和饮食精微，是营养人体、维持生命活动的基本物质。人出生之前，先天之精与后天之精相互依存结合，成为一定的物质基础；出生之后，后天之精又不断地供养和补充先天之精。先天之精和后天之精，合而成为"肾精"。肾精所化生的气，称为"肾气"。肾精为物质基础，肾气以固摄肾精，二者相互体用，并称为"肾之精气"。

肾之精气有主持生殖和生长发育的作用。《素问·上古天真论》记载："女子七岁肾气盛，齿更发长；二七而天癸至，任脉通，太冲脉盛，月事以时下故有子……七七任脉虚，太冲脉衰少，天癸竭，地道不通，故形坏而无子也。丈夫八岁肾气实，发长齿更；二八肾气盛，天癸至，精气溢泻，阴阳和，故能有子……八八天癸竭，精少，肾脏衰，形体皆极，则齿发去。"以上阐明了人体在少、青、壮、老年的生长和生殖过程中，肾之精气的盛衰起着决定性的作用。肾气充盛时，男女两性能够促进生殖机能，在脑垂体分泌促性腺激素，在男子睾丸或女子卵巢分泌性腺激素等。由此可见肾藏精的重要生理意义。故在人体先天禀赋充盛，后天注意养生保健，是可以延缓衰老的。

肾之精气，包括肾阴与肾阳，肾阴又叫"元阴""真阴""真水"，是人体阴液的根本，对各脏腑起着濡润、滋养作用。肾阳是生命活动的原动力，故肾阳又叫"元阳""真阳""真火"，是人体阳气的根本，对各脏腑组织起着温煦、推动作用。肾水和肾火，前人又叫"肾为水火之宅"。肾阴和肾阳是相互依存，相互制约的，肾之阴精是化为肾中阳气的物质基础，肾中阳气是产生肾之阴精的内在动力。肾的阴阳水火相对平衡，是保持肾脏的正常功能。依此理论，也是辨证施治用药在阴阳上的指导方向。

肾主水。指肾是主管和调节全身水液代谢的主要脏器，并控制着体内水液的存留、分布和排泄。肾阳的气化作用，使水液之清者升腾运行到机体各部分，浊者多余水液下达膀胱排出体外，这叫作"开"。同时，使机体所需水液适当存留，控制排出，这叫作"合"。有开有合，这种有规律的控制与排出，又叫作"开合有度"，为肾气的气化功能正常。

肾主纳气。指肾气摄纳肺所吸入的自然界清气，保持吸气的深度，防止呼吸表浅的机能。肺司呼吸，呼气赖肺气宣发，吸气赖肺气肃降。但吸气维持一定的深度，除肺气肃降作用外，还有赖于肾气的摄纳潜藏。故《难经·四难》说："呼出心与肺，吸入肾与肝。"《类证治裁·喘证》说："肺为气之主，肾为气之根。"肾的纳气机能，实际上是肾气的封藏作用在呼吸运动中的具体体现。肾气充沛，摄纳有权，则呼吸均匀和调，气息深深。若肾气衰弱，摄纳无力，肺吸入之清气不能下纳于肾，则会出现呼吸表浅，或呼多吸少，动则气喘等病理表现，称为"肾不纳气"。

肾主骨、生髓，其华在发。骨全赖骨髓的营养，才能维持坚强之性。骨髓是藏于骨腔中的精髓，由肾精化生而来，肾精的作用不仅关系到骨髓的充盈与否，而且还影响到骨骼的生长和功能，故说"肾主骨"。肾精充沛，则骨骼坚实而有力。《素问·痿论》所说："肾气热，则腰脊不举，骨枯而髓减，发为骨痿。"说明了因肾精不足，骨髓之虚，而导致腰膝酸软无力，甚至下肢痿弱不能行的病症。

"齿为骨之余"，牙齿也赖于肾精的充养，肾精充足则牙齿坚固，肾精亏损则牙齿松动，甚至脱落。

人体毛发的生长，其营养在血，其生机在肾气，肾精充足，则毛发生长而光泽。

肾开窍于耳及二阴。耳，是指耳的听觉功能依赖肾的精气来充养。肾气充足，则听觉灵敏。肾精不足，则出现耳鸣、耳聋等症状。

二阴是前阴和后阴的总称。前阴有排尿和生殖的作用。尿液的排泄与贮存虽以膀胱为主，但必赖于肾的气化。若肾阳不足不能蒸化津液，则出现小便不通、尿少、尿闭的症状；若肾气不固，则小便频数或失禁。后阴职司排泄大便，除与大肠和肺有关外，还受肾的气化作用影响，气化功能正常，大便才能正常有节制地排出。如肾阴亏损引起的大便秘结和肾阳虚衰而致大便溏泻，甚则大便频或时间拖长。虽临床症状在二阴，但其根本在于肾，也可说是"肾主二便"。这又说明水谷入胃，消化、吸收、传输、排泄，由始至终，是由肾阳协助胃、脾、小肠、大肠、膀胱、三焦、肺等发挥不同功能，而共同完成的。因此肾的气化功能，对于水液的代谢和食物残渣的排泄都至关重要，所以有"肾为胃之关"之说。

附：心胞、脑、女子胞

心胞是心脏的外围组织，具有保护心脏的作用。心胞受邪所出现的病症与心是一致的。《灵枢·邪客》曰："诸邪之在于心者，皆在于心之包络。"心胞病症多见于温热之邪内陷心包之时，如"热入心包"或"逆转心包"等。心主血，心包通行气血，也主血分，在治疗上多从血分入手，如温热之邪传入心包，常以清营凉血化瘀之法。

脑为髓汇集而成，被称为"髓之海"。《素问·脉要精微论》曰："头者，精明之府。"脑的生理和病理归属五脏之中，五脏之精、六腑之聚皆会于脑。五种神志的表现，即神（心）、魂（肝）、意（脾）、志（肾）、魄（肺），分别归属五脏。在五脏所藏中，以心、肝、肾为主，尤其是心，因心"主神明"，即心脑相通。所以脑的一些病变也和心同论。且五脏六腑十四经皆通于脑，以统帅全身，所以哪经有病也可反映在头脑上。

女子胞又名胞宫，主月经和孕育胎儿。女子胞的功能取决于肾和冲、任二脉，气血的盛衰在于心、肝、脾三脏，脾不能摄血可致崩漏，肝气郁结可致月经不调，所以在治疗上，以调心肝之郁和补益脾胃为主。

2. 脏与脏之间的关系

(1) 心与肺

心肺同居上焦，心主血脉，肺主气而朝百脉。心血与肺气在生理上相互依存，相互为用，故有"气为血之帅，血为气之母"之说。即血的运行要赖肺气的推动，气的输布要依血的运载，同时肺气肃降与脾的水谷精微结合，再通过心化生血液。这种依赖关系使肺气充足呼吸不停，脉的跳动也有力。否则，若肺气虚弱则宗气弱，心肺的生化功能降低，血运无力，循环瘀阻，就会出现心阳不振，血行不畅，胸闷气短，心悸、唇青、舌紫等症。因心气不足，心阳不振，血运不畅，也会影响肺气的宣降，而出现气喘、咳嗽、胸闷憋气等症。心肺俱弱，还会引起四时寒热外感，或由肺卫直入心胞等症。正说明心与肺在病理上的密切关系。

(2) 心与脾

心主血，脾生血。脾将水谷精微与肺气结合，又依赖心的动力以生化血液。心血充足，心的功能正常，则气血旺盛。血液的运行除心肺正气的推动外，还要靠脾气的统摄，不致溢于脉外。在病理上，脾气虚则脾不统血，运化失职，致血的化源不足，血不归经，则心血空虚，心神无主。同时心脾俱虚，可出现思虑过度，暗耗心血，而又出现心悸、失眠、纳呆、倦怠等症。

(3) 心与肝

心主血，肝藏血。心血充足，心才有主，肝才有所藏，神魂才能内守，以保证正常的生理活动。否则，心血不足可以导致肝血虚，肝血虚又可导致心血虚。因此，可出现心悸、失眠、视物昏花、月经不调等症。同时，因心肝功能失调，血为阴，心肝阴虚又可导致精神情志方面疾病，如心烦、失眠、急躁、易怒等精神上的病变。

(4) 心与肾

心为阳脏，居上焦，其性属火。肾为阴脏，居下焦，其性属水。肾又分肾阳和肾阴两脏，肾阴属水，肾阳为相火。在生理状态上，心与肾中水火的关系也是相互依存，维持平衡的。心主血为阳中之阴，心中阴阳下降使肾水滋生而不寒，肾阴肾阳相互滋化，相互依存，水火相对平衡。肾水充足则上济于心，以滋心火，使心阳不亢。肾中相火温煦脏腑，上滋心阳。同时又蒸化脏腑水液，使寒水不致上凌于心，所以心阳根于肾阳。这种心与肾之间的相互关系叫作"心肾相交"或"水火相济"。这种关系受到影响，如肾阳不足，不能上济于心，可导致心阳独亢，神不守舍而出现心悸、心烦、不眠、健忘、耳鸣、头晕等症；如肾阴亏虚，可出现阴虚火旺引起的口干少津、口舌生疮、五心烦热等症；如肾阳不足，肾水不得温，寒水不得蒸化，水气上凌于心，则出现精神疲倦、心悸、心慌、气短、喘息、水肿等症。又心主血，肾藏精，精生髓，心脑相通。心血和肾精同是精神活动的物质基础，如心肾关系失调和精血不足，皆可产生失眠、健忘、多梦、神疲、心慌等心脑病和神志病变等症候。所以"心肾相通"和精与神的相互为用，是精神活动和维持神志的总根源。

(5) 肺与脾

肺主气，脾主运化，为气血生化之源。肺中所需要的津液和气，依靠脾运化水谷的精微来供给，所以肺气的盛衰与脾的运化功能强弱直接有关，这个关系叫作"土能生金"。另外，脾能运化水液亦有赖于肺宣发、肃降功能的协助，下输膀胱。历代医家总结了两者关系的经验，前者称为"脾为生气之源，肺为主气之枢"。后者称为"脾为生痰之源，肺为贮痰之器"。如肺失健运，水液停聚，常影响肺的宣降功能，致肺气不足，体倦无力，咳嗽、痰多等症。如肺气虚衰，宣降失职，可影响到脾，致水湿潴留，脾阳受困，而出现水肿、倦怠、腹胀、便溏等症。

(6) 肺与肝

肺与肝的关系，主要表现在气机的升降方面。肺居上焦，属阳中之阴脏，其气肃降。肝居下焦，属阴中之阳脏，主疏泄，由下而上贯膈注于肺，其气升发。肝肺之间的阴阳升降，是保证人体气机正常运动的重要因素。如肝失疏泄，肝气郁结化火，上升灼伤肺津，叫作"肝火犯肺"，可出现胁痛、咳逆、咳血等症；又如肺失清肃，亦可影响到肝失条达，疏泄不利，不但会出现咳嗽气逆，还可见烦躁易怒、胸胁胀满或引痛等症。

(7) 肺与肾

肺与肾的关系主要表现在呼吸运动和水液代谢两个方面。肺主气司呼吸。肾分肾阳肾阴两脏，肾阳主纳气，肺所吸入之气向下肃降于肾，一部分由肾为之摄纳，以增强肾气蒸化水液功能，以维持人体水液正常利用，一部分成为尿液排出体外。同时肾气的摄纳，又保证了废弃的呼吸和降气功能，所以有"肺为气之主，肾为气之根"之说。如肺气和肾气有了病变，呼吸失常，肾精不足，肾不纳气，则气浮于上，就可出现气喘，动则尤甚等症象，正所谓"喘在肺里，根在肾里"。

肾阴是人体阴液的根本，上滋于肺，使肺清气足。肺的肃降又为肾补充阴液以滋养，这种相互关系叫作"金能生水，子能令母实"。所以肺阴可导致肾阴虚，肾阴虚又可导致肺阴虚。在治疗上要以两者虚损关系程度辨证调治，常见病症如咳嗽痰少，或痰中带血、口燥咽干、声音嘶哑、潮热、盗汗、腰膝酸软等症。

(8) 肝与脾

肝藏血，主疏泄；脾统血，主运化，为气血生化之源。肝的正常疏泄，促进胆汁的正常分泌和排泄，有助于饮食物的消化，并脾胃升降适度，运化健全，这种生理上的作用被称为"土得木而达"。脾主健运，使水谷精微输布以滋养肝脏，使肝的功能得到发挥，脾对肝的这种生理作用，又称为"木赖土以培之"。肝脾的生理关系在病理上也是相互影响的。如脾气虚弱，生血不足或脾不统血，失血过多，都可累及肝脏，使肝血不足，而出现头晕、眼花、视物不清、月经涩少等症；如脾失健运，水湿郁而化热，湿热中阻，使肝胆疏泄不利，胆汁逆流入血，而形成黄疸；肝疏泄不利，可影响肝胃升降机能不利，则出现胸胁胀满、不振、腹胀、嗳气等症；这种现象被称为"肝胃不和"或"肝脾不调"。由于肝脾相互影响，所以在治疗上，治肝要健脾胃，治胃要疏肝，或叫作"肝脾同治"。

(9) 肝与肾

肝藏血，肾藏精，肝血有赖于肾精的滋养，肾精也不断得到肝血所化之精的补充，所以"精血同源"和"肝肾同源"的说法。肾精和肝血在病理上相互影响。肾精亏损，可导致肝血不足；肝血不足，也可引起肾精亏损。当肝肾精血两虚时，临床可见头晕、目眩、耳鸣、耳聋、盗汗、健忘遗精、月经涩少等症。肝肾阴阳之间，不仅生理上相互联系，相互制约，在病理上也是相互影响的。如肾阴亏虚，引起肝阴不足，甚则导致肝阳上亢；肝火太盛又下劫肾阴，则致肾阴不足；如肾阳相火亏虚，虚寒者，又可导致肝经虚寒。

(10) 脾与肾

脾为后天之本，肾为先天之本。脾肾的关系主要表现在相互资生和水液代谢方面。脾在运化水谷的过程中，须借助肾中阳气的温煦作用，肾中的精气也需依赖脾生化的水谷精微不断地补充。因此在生理上，脾与肾，后天与先天是相互资助、相互促进的。而在病理上，也往往彼此影响，互为因果。如肾阳不足，不能温煦脾阳，致脾阳久虚，失于运化，寒生于内，进而损及肾阳虚，当脾阳虚与肾阳虚同时并见时，临床表现为腹部冷痛、下利清谷，或五更泄泻、水肿、畏寒肢冷、腰膝酸软等；如肾阴不足，阴液不得上承，脾胃津液亏乏，则出现胃热口干等。

从上述脾与心、肺、肝和肾关系的论述中，可知脾胃在生理上，都以运化水谷精微的功能，对其他脏腑不断地提供滋养，于其相互生化活动，并将气血通过经络输布到手足、头面和全身筋骨、肌肉各经络中，成为人体气血生化和输布的中心根源，所以被称为"脾胃为中气""脾主四肢""后天之本"和"土生万物"。胃属阳明之腑，其气血荣于面。所以脾胃安和，中气充足，则肌肉丰健，四肢有力，面色华润。如脾胃有病变，中气空虚，则出现四肢无力，面色苍白，甚则肌肉消瘦或皮肤病等征象。

3. 脏与腑之间的关系

(1) 心与小肠

心与小肠相表里，小肠主受盛化物，消化、吸收、泌别清浊之功。心与小肠通过经络相连，心有热可移于小肠，出现尿赤、尿道灼热、尿痛等症。若小肠有热可循经上熏于心，致心烦、舌赤、糜烂等症。

(2) 肺与大肠

肺主肃降，布津液于大肠，使大肠滋润以保大肠传导之功。大肠传导正常有利于肺的肃降，肺在上通于鼻，大肠左下通于肛门，二者相互配合使清阳之气通于上窍，浊阴之气下降出于下窍。否则，若肺气下降，就会出现胸膈满闷、咳嗽喘促等症，或大便不通、干燥等症。

(3) 脾与胃

脾与胃相表里，胃主受纳和腐熟水谷之功，为"水谷之海"。脾主运化与输布津液，脾胃密切合作以完成食物的消化、吸收与精微的输布以营养全身。脾胃同称"后天之本"。胃主降，使糟粕下行。脾主升，使精微上升。胃为阳府，喜润恶燥。脾为阴脏，喜燥恶湿。升降相因，燥湿相济，二者密切配合是人体生理的重要因素。若胃有病，不能正常地腐熟水谷和降浊，也会影响脾的运化与升清。若脾有病，不能运化和升清，还会影响胃的纳食、腐熟和下降功能。因此，胃的病症多表现为呕吐、呃逆、嗳腐等，是浊气不降，胃气上逆之缘故；腹胀、泄泻多为寒气在下，脾气不升之患。在治疗时，治脾宜用升阳益气健脾之药，治胃宜用和胃降逆消食之品，或健脾和胃消导并用。

(4) 肝与胆

肝与胆相表里，胆主藏精汁和疏泄胆汁助消化之功，为"奇恒之府"。胆主决断。以及辅助肝的疏泄功能，从而调节全身脏腑气机的功能。胆汁的排泄要依赖肝的疏泄功能，如肝疏泄失常就会影响胆汁分泌与排泄，如胆汁排泄不畅则肝病，如肝胆火旺，则出现肝胆湿热等常见之病。

(5) 肾与膀胱

肾与膀胱相表里，膀胱主贮存津液和排泄尿液之功。肾主水，开窍于二阴，膀胱的排泄和开合功能，取决于肾气的盛衰。肾气充足，固摄有权，膀胱开合有度，就能维持尿液的正常代谢。如肾气不足，膀胱功能虚衰，代谢开合功能失常，就会出现小便不利，或失禁、遗尿、尿频等症，老年人多见。

(6) 三焦

三焦为六腑之一，被称为"孤府"。其从上至下与各脏腑连接，职司决渎，主持诸气。上焦主气司呼吸、朝百脉，将水谷精微布散到全身；中焦主运化，腐熟水谷；下焦主分清泌浊、排泄尿液和大便。总以辅佐各脏腑功能的作用。

（四）灵活运用"五行治法"

"五行治法"，即"五脏同调，六腑同治，平阴阳运五行治法"的简称，也是脉药辨证的最佳治法。

从前文"重视五脏六腑生理、病理及相互关系"一文论述中，可知五脏六腑在人体生命活动中，都存在着自性和相互关联的共性。它们的生理功能是相互生化，相互依存，相互联系的，是一个不可分割的整体。

如心主血、肝藏血，肺主气、肾纳气，脾为土，以生化万物。又如心有热传于小肠，大肠有病当求于肺，肾主二便，膀胱有热当清利肺和小肠。又肝胆同治，肝脾同调等。

五脏六腑在阴阳五行中，心为南方火，肺为西方金，肝为东方木，肾为北方水，脾为中央土。相生者，水能生木，木能生火，火能生土，土能生金，金复能生水。相克者，水盛能克火，火盛能克金，金盛能克木，木盛能克土，土盛能克水。

五脏四时脉，肝为春脉弦，软而弦。心为夏脉钩，来盛去衰，数数如连珠。肺为秋脉毛，浮中带散。肾为冬脉石，按之濡而坚。脾为四季脉迟缓，柔而缓。以上皆为平脉，心若见沉细，肝见短涩，肾见迟缓，肺见洪大，脾见弦长，皆遇克也。心若见缓，肝见洪，肺见沉，脾见涩，肾见弦，皆遇我之所生也。

以上说明五脏六腑的生理功能，病理变化及阴阳五行生克变化规律理论观念，及其在脉象的表现。五脏六腑在人体生命活动中是密切相连的一个整体，每个脏腑并不是单独生存的，是相互影响，相互联系的。如一脏有病就会影响其他脏腑不安，又致五行不平。例如心脏发生病变，出现心悸、怔忡、失眠、神昏、精神错乱等，也可影响到其他五脏六腑的病变和不安，如不振、体倦无力等症。同样五脏六腑中一脏腑有病，也会传及心脏，如肝肾有病可导致心悸、心烦、失眠、心慌，重者心区作痛等症。同时五脏六腑疾病病理上的变化可导致阴阳五行规律的变化，因在五行中，心为火，主血，心血亏虚，又来源于肝木不能藏血。同时，火不能生土，则致脾土痰湿遏阳，阳损又致水盛，水盛则上犯灭火为之贼邪。以上为《素问·金匮真言论》和《素问·阴阳应象大论》中的论述。如“阴阳者，天地之道也，万物之纲纪，变化之父母，生杀之本始，神明之府也。治病必求于本”。在《难经》中也有“虚则补其母，实则泻其子”五行生化的论述，为临床辨证论治做出了指导。木为火之母，以滋水养木，则心血得养。土为火之子，以泻土中之湿，则子能令母实。同时土健又能生金，金复能生水，是中医学理论科学客观地认识和分析，也是在人体五脏六腑气血机制活动中唯物论的哲学理念。自古《黄帝内经》《难经》就为医疗临床辨治疾病，提出了人体五脏六腑属于阴阳五行的明确理论基础观念，并做出了辨治方法示范。因阴阳是中医学的纲领和人体生命的根本及动力，五脏属五行是在阴阳统帅下各脏腑气血相互变化的客观规律。在医疗临床中运用这一客观规律调治疾病，使阴阳平衡而达到治疗疾病的目的途径，是医者在辨证施治思维中客观而又科学明确的。笔者总结多年临床辨治实践运用这一规律观念，得到了优越的临床疗效，并鉴定了在临床辨证论治中根据阴阳五行治法规律的以立法制方思维模式。本治法的关键在于促使人体气血在阴阳五行运化中，在脏腑气血生机中，逆转了新的气血生机，致使阳生阴长，增强了脏腑气血生化功能和循环，而致整体脏腑气血功能增强，病邪衰退，令五脏安和，阴平阳秘。具有治效快，效率高，百病可治，百病可愈的特点，也是笔者多年来遵古医理论与临床实践相结合，以学古不泥古，在治疗慢性病和难治病上创立的优良治法。我将此治法称为"五脏同调、六腑同治、平阴阳运五行之法"，可简称"五行治法"，并设立代表方剂"五行补真汤"。

五行补真汤：党参 15g，麦冬 15g，五味子 6g，白芍 12g，炙甘草 9g，熟地黄 25g，菟丝子 15g，巴戟天 15g。水煎服。

以脉症加减用药如下。

左寸沉虚（心阳虚）加人参。

左寸浮数或有力（心阴虚）加麦冬、当归、黄连。

右寸沉虚（肺气虚）加黄芪。

右寸浮数或有力（肺火）加天冬、黄芩、栀子。

左关沉虚（肝寒）加桂枝、茯苓、吴茱萸、当归。

左关浮数（肝热）加白芍、生地黄、甘草。

右关沉虚（脾胃虚寒）加白术、干姜、炙甘草。

右关浮数或滑（胃热胀）加黄连、百合、橘皮、枳实、半夏等，去炙甘草。

左尺数（肾阴虚热）加黄柏、知母、生地黄、龟甲等。

右尺虚（肾阳虚寒）加杜仲、肉桂、附子、淫羊藿、鹿茸等。

此方，以脉症加减为例，同时参考各经五味用药，二十四脉附方等，以五脏阴阳寒热虚实所需，以治疗千变万化的各脉症出现的疾病和综合难治病。

本方以党参、甘草之甘强脾胃补中气，党参兼入肺补肺气。脾胃又为中土后天之本，以生万物，为气血生化之源。麦冬之甘寒和五味子，以滋养心与肺并入肾。肺主气，心主血与神，"气为血之帅，血为气之母"，肺气足，不仅增强了心血的生化和循环，还促进了肺的传导之功。心血得滋养，心神安，以统司全身。白芍酸寒入肝，以养肝敛肝，保木性条达。以熟地黄、菟丝子、巴戟天之甘辛温，各入肾阴与肾阳，滋补肾水和命门相火，以强真阴和真阳，填精益髓，先天之本充盛，又与脾胃后天之本相互滋化，使全身脏腑气血得养。全方以五脏同调，药亦各具其功，使人体阴阳气血平衡兴盛，为五脏六腑疾病调理之圣剂。

古代医家张仲景善治外感，李东垣主治脾胃，刘河间主凉寒，朱丹溪主滋阴，张从正善攻下，历代名医的医疗特长各有不同，因而在用药治法、制方方式上也有所不同，少则一至三味的，如独参汤、四逆汤和人参生脉汤等，多则十几味至二十几味或三十多的药味方剂不等，制方更是大小诸多不一。它反映了古今医家遗留下的经典医方、验方和偏方，是治疗外感内伤杂病的宝贵资料。因此在临床中广大医者对经方、名方的运用选择上也是众多而不一，尤在治疗难治病上。一个经方解决不了病人所出现的两经或多经方面的疾病，医者往往就以多方相加或采用自制方，但也有不少医者因脉诊技术不佳而搬方治病，甚至用一方治多人，不明白扶阳、滋阴、治标、治本、攻、补等治法上的不同，忽视了中医学的阴阳五行规律及人身的整体理论观念，以致疗效不佳。笔者总结临床经验，并在中医学阴阳五行规律理念启示下，结合多年临床施以"五行治法"的优越疗效，与医界多方面治法存在的弊端相鉴证，证实"五行治法"是提高疗效的优良治法。本立法立方中是以脉诊三部九候对疾病进行医疗辨证的，以六脉所呈现的各脏腑阴阳和五行变化证候病机病理以辨证立出何治法，并以脉象体现的各证候轻重程度不同情况辨证以立出不同剂、量的方药。同时对一脏有病，而引起他脏或五脏脉阴阳皆不平的脉症中，可诊断出病的原因和各脏腑之间的相互影响，并辨出主症和兼症，以达辨证准确无误。显示了本治法对人体五脏六腑辨证的整体观，也避开了其他治法片面思维的不足。这表明了以脉诊为主的四诊辨证进而准确立法制方，是运用"五行治法"的关键和重要性。笔者总结多年临床经验，认为这是提高临床疗效的最佳治法，是在中医学传承中以总结、创新、发扬在辨证论治医疗学术上的成果。

在制方中要遵照《黄帝内经》中寒、热、温、凉、补、泻等治法原则，药的四气五味各入五脏所需，以及参考书中以脉立方、二十四脉附方等适用何治方，以对临床疾病辨证所需选择。对历代医家和广大医者创造的经典医方、验方和偏方，是对医疗临床宝贵的贡献。在临床辨证应用中，张仲景治外感的六经辨证方正确无比，汲其他医家所长，在临床辨证摒弃立方思维中以集扶阳、滋阴、攻补等之偏见，在脉诊为主的四诊辨证中，将以上原则权衡于整体阴阳五行规律观念下而立的"五行补真汤"中，以辨证的引用或化裁传统经方和验方，或自拟方，以应对治疗综合征和疑难病，进而提高疗效，这也是治疗的关键。但需要注意的是不能只以病出方、以病拘泥搬方和用现代医学模式治病。因此，这一中医阴阳五行整体辨治哲学理论，结合中药的四气五性理论，以脉诊技术对疾病进行辨证论治而立的"五行治法"治方，是在各治法原则和集所有医家治疗特长而以证选用的治方，是治标治本最佳治法下的治方。因其增强和调动了五脏六腑整体气血的能动力，在阴阳五行生化中逆转了新的气血生机，具有治效高，痊愈快的特点。笔者以多年临床探讨治愈多项难治病的实例，证明了这是临床医疗辨证最佳治法立方思维的新途径，是广大医者做好临床辨证施治的途径，以整体脏腑阴阳五行气血机理变化的客观规律指导立方明确，医者容易掌握。它的创立是对广大医者的启发和利用，以促进提高临床疗效。同时其在中医学文化传承发展史上，在医疗学术上的创新，对推动中医药事业的发展有重要意义。

综上，总结论述了中医学在医疗学术上从辨证施治中，以"五行治法"为代表的立法制方的理论、方法和意义，好的治方只能治好一病而已，而优良治法则可使所有疾病治效高、痊愈快。这正说明了这一医疗学术上创新的优良性，是广大医者认识、鉴别、选择运用以取得临床最佳疗效，以救治更多患者的良法。临床疗效是中医学发展的核心基础和动力，是医患两家的恳切要求。因此临床疗效可鉴证一切，运用本治法，笔者在多年临床对数万人的医疗实践中，尤在治疗诸多综合征和难治病上都具有疗效高，疗程短，痊愈快的特点（除很少数难治病外，一般常见病、难治病治疗不出月，多在 7～20 天）。

（注：在"脉药临证医案"的按语和"后记"中，将进一步诠释"五行治法"在实例辨治中的效益。）

八、共议"真阳"

医者皆知《医理真传》是一本好书，为清代郑钦安所著。因其把医理讲得透彻，故人人羡爱。唯独在坎卦解中对真阳论述的某些方面，笔者至今感到疑惑。今再重温其论："坎为水，属阴，血也，而真阳寓焉，中一爻，即天也，天一生水，在人身为肾，一点真阳，含于二阴之中，居于二阴之地，乃人立命之根，真种子也，诸书称为真阳……真阳二字，一名相火，一名命门火，一名龙雷火，一名无根火，一名阴火，一名虚火，发而为病，一名元气不纳，一名元阳外越，一名真火沸腾，一名肾气不纳，一名气不归元，一名孤阳上浮，一名虚火上冲，种种名目，皆指坎中之一阳也。"又曰："若虚火上冲等症，明系水盛，水盛一分，龙亦盛一分，水高一尺，龙亦高一尺，是龙之因水盛而游，非龙之不潜而反其常。故经云：阴盛者，阳必衰；即此可悟用药之必扶阳抑阴也。"

乃市医一见虚火上冲等症，并不察其所以然之要，开口滋阴降火，自谓得其把握，独不思本原阴盛阳虚，今不扶其阳，而更滋其阴，实不啻雪地加霜，非医中之庸手乎？余每见虚火上冲等症，病人多喜饮热汤，冷物全不受者，即此更足证滋阴之误也，又有称桂、附为引火归元者，皆未识其指归，不知桂、附、干姜纯是一团烈火，火旺则阴自消，如日烈而片云无，况桂、附二物，力能补坎中之阳，其性刚烈至极，足以消僭上之阴气，阴气消尽，太空为之廓朗，自然上下奠安无偏盛也，岂真引火归元哉。历代注家，俱未将一阳潜于水中底蕴搜出，以致后学茫然无据，滋阴降火，杀人无算，真千古流弊，医门大憾也。

上述所论，知真阳本源大明，用药桂、附、干姜应如其味，独滋阴降火杀人无算，感到不切合实际。由此，笔者回忆多年临床，虚火上冲等症引起的病症很多，在下有肾病、腰腿筋骨痛，在中有肝脾病，在上则有心脑病，另还有妇科病等，所以在临床中治法也很多。总结经验，桂、附、干姜以消阴气是必用之药，但滋阴降火也谓必配之味，算不上雪地加霜，而有益，何也？因本论总归肾中真阴与真阳的关系，两者相持平衡则无病，否则可以引起五脏六腑阴阳偏胜偏衰之症。在前文"重视五脏六腑生理病理及相互关系"中已讲了肾中阴阳的功能。

现举例说明，如脑中风一症，金代医家刘河间认为"心火暴甚"为发病原因，即龙雷火上冲所致。张景岳则认为是由于"阴亏于前而阳损于后，阴陷于下而阳泛于上，以致阴阳相失，精气不交所致"。正说明阳基于阴，阳失阴也不能独存而泛于上，即龙雷火上冲，致精血之虚，天地不交为发病原因。本症左心肝脉多弦数或洪大弦滑有力，右脾肾脉多沉虚。治疗宜用"地黄饮子"，方中以熟地黄、山茱萸、麦冬、五味子滋心肾之阴，肉桂、附子、巴戟天、肉苁蓉温补肾中元阳，以姜、枣补中，其他以健脾利湿交通心肾。从方中可得知，如只以桂、附、姜、枣温阳补中，没有滋阴药，精血之虚不能填补，肾中真阳也不能建立。

笔者曾治疗一例两腿脚浮肿并腰痛的病人，腿脚部并按之有陷，脾脉和两尺脉沉无，只左寸关脉微浮弦，舌苔白腻，证属脾肾阳气大虚，给予六君汤合右归丸加减治疗，因水湿阴气严重，故去掉了补阴药中性黏腻的熟地黄，重用了桂、附、干姜、吴茱萸等温阳和利水药，服药后虽有疗效，但病人却说心内有些烦躁，再拟方又少加麦冬，服后觉舒快。因此可知，阴气虽盛，总有一点虚火在上。虽一小事，却使笔者永久不忘。这个病例正是说明治疗水肿病心内阴血亏虚而烦躁，养心益肾填精药更要合理搭配。

在本书第5章中"其他疑难杂症"的第8例，徐某就是一个肾中阴阳大衰而龙雷火上冲之症，阳格于上，肝火烧灼心肺，心脏膨大至极，肺失化源，小便闭塞，致水肿从脚腿肿至腹脐部，用药物治疗3天无效的危症。求笔者前诊，依症和脉拟方，在扶阳药姜、白术、肉桂、附子、鹿角霜和诸利水药中，加了麦冬、白芍、龟甲、熟地黄、玄参、何首乌等益阴药，使心肝之火平息，肺得清化，小便得通，水肿逐消。使一个"心火暴甚"，下"冰雪不化"的危症得救。可以得出结论，阴阳共济，阳生化其阴，阴滋升其阳，阳生阴助，阴阳转化，五行相生，气血旺盛，效如桴鼓，五脏安和。

综上所述，可知本症引起的病症很多。但要鉴别"阴者盛，阳必衰"，是指寒湿之阴盛致阳必衰。在虚火上越肾阳虚时，因阳生化其阴，真阴肾水也就不会独盛了。出现的是寒湿之阴盛，寒湿之阴盛如水肿病和痰湿严重者，在治疗上因生熟地黄性黏腻易助湿，及天冬、麦冬等要少用或不用，或易用山茱萸、枸杞、菟丝子等。湿者还有寒湿和湿热之分，以阳虚寒湿而言，如阳虚不干不燥的大便秘结，必用健脾温阳辛通之剂，但治风先治血，仍要以十全大补加枸杞、何首乌、肉苁蓉、秦艽、麻仁、杏仁、防风、煨皂角仁等滋阴助阳和辛润之品，忌用承气中的芒硝、枳实和苦参、芦荟之类，此可谓阴药，杀人无算，别无他论。

以上述所举，对于在疾病治法上的扶阳、滋阴不能一概而论，都要辨证施治。治疗的实践说明虚火上冲一症中阴阳相互依存，相互生化的关系，而阴阳在辨证的调理下，更会增助真阳的生发力。《素问·阴阳应象大论》曰："阴阳者，天地之道也，万物之纲纪，变化之父母，生杀之本始，神明之府也，治病必求于本。"这是说阴阳是天地间普遍规律的两个方面，万物依赖阴阳才能生存。一切事物都在变化之中，而变化的根源在于阴阳，阴阳缺哪一方面都是不能变化的。变化虽多，皆产生于阴阳，所以为"变化之父母，生杀之本始"，因此在治病上必须抓住阴阳才是治疗的根本。又曰："阳生阴长，阳杀阴藏。""孤阴不生，独阳不长。"如只有太阳的温暖，没有雨露的滋润，禾苗也不会生长。正说明了阴阳相互依存、相互生化的道理。否则，单一扶阳或单一滋阴会出现燥中燥和阴郁之弊。正是"寒极生热，热极生寒"的逆转现象，给人的身体造成伤害。

以上《黄帝内经》所论，有了明确的认识和在疾病治疗上的方向。

但有些后学者读了"坎卦解"，因滋阴降火，并有"杀人无算"一语之论，就什么滋阴药都不敢用了，而出现使上冲之火更大，致火中燥，使之心烦或头部发火致病，致使迷茫无据。医界只以扶阳而出现偏胜者也多见，如一医追随"扶阳派"，执意拟方独用大量附子，致病人伤害严重，也可谓"杀人无算"。总之，实践证明，在疾病治疗上不管是"善"滋阴，还是"善"扶阳，都有在某些疾病上暂时取得成效的病例，但不能代表在治疗科学上的完全合理性和阴阳相互生化的属性，绝不能执阳（派）执阴（派）而论。应为病人负责，读经典，作临床，从实践中总结理论，谨慎地辨证施治用药，使身体达到阴阳平衡。

综上，面对医界各自不同的见解，笔者以多年临床经验体会，同时也结合了明代医家张景岳在《景岳全书·新方八略引》中的一段妙论："善补阳者，必于阴中求阳，则阳得阴助而生化无穷；善补阴者，必于阳中求阴，则阴得阳升而源泉不竭。"是为医中真义也。致此，笔者以诚心对病人和同仁之仁心，并以庸手之态，将"真阳"之论中，虚火上冲一症，在医疗实践中用药的明确方向，提出来供医界同仁和高贤共论，欢迎大家提出意见和批评，为医门指条明路，以发扬医疗事业。

九、脉药妙方心悟

疾病的治疗需要通过临床精心辨证，以优良治法写出治方取得好的疗效，是医者皆知的。而在治疗中为了取得最佳疗效还有诀窍，这个诀窍就是要抓住脏腑经络中总机关枢纽的功能作用，以保证治方能起到更好的疗效。前文已讲了肾中元阴元阳是治疗疾病的总枢机关，是属于阴经的，因肾为水，为天一之元，以资万物之枢纽。另胆经，属于足少阳经，因胆经在十二经中始于午夜，是由阴转阳的起源，为热性病的枢纽。利用温胆汤治疗胆经，对治疗热性病会起到非同一般的疗效，以此为妙方，下面谈谈以温胆汤治疗胆经各病中的意义。

温胆汤（枳实、竹茹、陈皮、茯苓、半夏、甘草，热病去半夏）能理气化痰，和胃平呕，对头眩、心烦、失眠等，都有很好的治疗作用。

足少阳胆经是属全身解除热性疾病的又一枢纽机关，将温胆汤与他药配合好，可治疗多种疾病。对于这个关键诀窍，先说一下胆经在人体疾病中的病理变化，因足少阳胆经，是龙火上越之地，肝胆同体受火邪热炽，胆汁失去排泄，肝失疏泄，脾失运化，则脾胃病，也谓肝木克脾土。反之，脾胃病则不能养肝，而致肝脾同病。依此病理关系，在调治脾胃的同时加入温胆汤，以疏肝利胆，病易愈，也谓肝脾同治法。所以凡是热性病导致肝胆瘀滞者，在治疗之剂适宜地加入温胆汤可使病速愈。这就发挥了胆经这个枢纽以治好多病的关键（但虚寒病除外，在疾病中肝胆热者多）。为充分理解这一论断，下面通过对多年治疗案例的回顾，说明这一论断的重要意义。

20 多年前，邻村一 40 多岁男子，因感受暑邪经中西医治疗无效，胃满呕逆致 20 来天不能饮食，众人疑是癌症，病人衰弱至极，并备好临终衣物，又在准备去济南某医院检查之际，忽然想起到我处治疗，我也只以试治的想法，在清胃解暑剂中加了温胆汤，用药两剂后病除进食。奇迹出现了，第二天病人扛起锄头就能下田干活了。至今他的老乡还提起说是我救了他一命。又在同年代，他乡一个十七八岁的青年男子，因感温邪低热，近医治疗无效，其父亲代他找了山东、河北两省的很多医生，也都治疗无效，经历了半年的治疗，花费已达万元之多，那时正是农村奋斗万元户的时代，医药费对他来说是一个天大开支。经别人介绍到我处求诊，我在清温解毒汤中加入了温胆汤，经服十多剂药病愈。依此验，在多年以后治疗低热一症中，对初发病者都以三五剂药告愈。

失眠的原因很多，属龙火上越肝胆者，都可以在各症方药加入温胆汤，无不愈者。因足少阳胆经，在子午流注中，正在子夜 11 点至次日 1 点，肝胆受热邪所郁，同时心神受灼不安，则神不得下降寓肾宅，故不眠，所以清利肝胆最合拍。再是头痛原因属肝胆者居多，因肝胆之经络循耳上行至巅顶，更有头主肝之说，所以治疗头痛更要用清肝利胆之剂。如有一脑瘤患者头痛至甚，在以半枝莲、白花蛇舌草、重楼、南星、冬瓜皮、白芍等汤中加入温胆汤，三剂药痛止。另有一乳腺癌病例，69 岁，2012 年 1 月，其子前来求诊说，患者 8 年前做了乳腺癌手术，现又发作并转移到胆上，因胆管阻塞在医院做了支架，现仍口干、咳嗽、气短、胃脘部膨胀，不能饮食并呕逆，大便干，左肩右腿痛。患者两寸关脉浮大弦滑，尺虚。舌红赤、苔白腻干。对此气血大亏、肝胆瘀滞、湿毒内蕴之证，本着治病先治急之法，首以补气生津，重疏利肝胆，再行解毒祛邪利湿之法。拟方：太子参 15g，沙参 30g，麦冬 15g，赤白芍 30g，枳实 15g，当归 15g，瓜蒌 30g，竹茹 10g，茵陈 30g，云苓 30g，山药 30g，山楂 30g，生地黄 30g，女贞子 15g，郁金 15g，山慈菇 15g，白花蛇舌草 30g，大黄 8g，川牛膝 15g，炒杜仲 15g，海藻 20g，寻骨风 12g，车前子 30g，莪术 20g，姜黄 15g，乳香 8g。

以上水煎服 3 剂后，患者能吃饭，大便也通了。在复诊中以症加减去瓜蒌加了黄药子、蜂房等，共水煎服 20 多剂，各症平稳后停药。本例为乳腺癌转胆经致病，他症多发，故重加茵陈清利肝胆，起到了较快的疗效。但只减少痛苦，延长了生命（再没继服），6 月又因高热病故。

综上，通过实例治疗，可以更深刻地认识到以温胆汤调理胆经，在治疗中所起到的显著疗效，证明了胆经是治疗所有热性病的有利枢纽。另外，再以肾中元阴元阳总枢纽的配合，会使疗效更为显著。临床虽治法妙门之多，独此为医中治法之关键。望每个医者运用此法在临床中去验证，同时要适当地多利用妙方，总结经验，以医疗治法理论去指导实践，在实践中验证理论，医者会得到更多的医疗实践经验和成果，以丰富并提高中医药临床疗效。

第5章　脉药临证医案

　　本章载有十四项病例，包含三十多种疾病，每种疾病都有着明确的辨证论治思路和方法，且皆是在五脏同调、平阴阳运五行这一整体气血机制观念下辨证立法立方写出的（文中简称"五行治法"和"五行补真汤"）。在病例记录中可以看到在脉诊辨证上都是以左右手六脉方式写出的，体现了以三部九候脉法的诊脉过程和含义，显示了在六部脉以六经各脏腑气血辨证状况下，而出现阴阳五行规律变化下的病因、病机病理，为辨证施治用药立法立方指明了方向。

　　世医多因没有阴阳五行规律观念以立法立方，在脉诊辨证记录中，多是单一脉象，也不分哪部脉，如浮数、沉迟、沉细、弦滑等脉象以辨证立方，它只能代表一个主症脏腑气血状况，代表不了五脏六腑整体气血状况。以此辨证立方治疗，只是对症疗法，除单病和轻病外，对综合征与难治病，多疗效差、疗程长或无效。因每一个人的脉象，左右手不一样（左右为阴阳），尺与寸不一样（尺寸为阴阳），关与尺、寸不一样（两关为中枢、消化系统）。有时即使是相同脉，但浮沉与力度也有所差异。又人阳常有所余，阴常不足致脉弱或无脉，诊脉时只是写出有脉部位的表现脉象以作辨证，而其病因根源常在无脉部位。所以，何能以一种脉象而代表辨证呢？在前文"脉药辨证的四项要领"中，首抓主症，重视兼症和重视脏腑生理病理的相依关系中已有论述。因六部脉每部脉都代表着不同的脏腑和所主病情况，以及有着不可分割的相互关系，如只以注重有病脏腑脉象，而忽视其他脏腑脉象，何谈病能以从整体阴阳五行规律变化辨证根治呢？

　　以上所述，以六部诊脉辨证为代表的三部九候脉法所诊出的脉象，在临床中以辨证治疗各种常见病和难治病，脉诊方法和技术是取决于治疗疗效高低的关键，希望在临床实践中努力提高。同时脉诊辨证是医者在辨证施治程序中四诊辨证的重要过程。通过以脉诊为主的四诊辨证、分析，而得出每个疾病证候的阴阳属性及病理表现，为"五行治法"立法制方做好了理论前提。本章以每个病例证候的不同情况，以不同的施治方法体现了"五行治法"的优越性，其特点就是疗程短、疗效好。希望读者在各病例中参考感悟、体会。

总之，医案方剂是医者在医疗临床辨证治疗各种疾病拟出的处方，运用博大精深的医疗智慧和治疗手段在临床辨证立方中取得疗效。同时体现了每个医者在临床多年努力探讨、研究、治疗的结果，并抱着对病人痛苦极大的同情感，必谨慎精确地对各种疾病作出立法及治方。因临床疗效是医患两家的恳切要求，当代医家张晓彤曾说："临床疗效是中医药事业的核心和生命……"说明只有临床疗效这个根本，才能推动中医药事业和人类健康事业的发展。

下面各临床病例均为多年来临床实际记录，但由于笔者水平所限，有不完善之处，不吝赐教。

一、咳喘

案例 1：胡某，男，45 岁，2014 年 5 月 6 日前来就诊。

自诉因外感咳嗽日久，咽喉干少痛，吐白痰，舌淡红苔白。

脉诊：左寸浮数关尺沉数，右寸关浮弦数尺无。

辨证：肝火灼肺，脾肺痰火瘀滞。

治方：麦冬桑皮杷叶甘草汤加味。

处方：麦冬 20g，天冬 25g，五味子 9g，白芍 18g，枳壳 12g，甘草 25g，桔梗 6g，连翘 25g，山豆根 10g，牛蒡子 20g，射干 10g，生地黄 30g，当归 15g，云苓 15g，白术 20g，清半夏 15g，陈皮 10g，栀子 10g，桑白皮 40g，枇杷叶 30g，杏仁 15g，款冬花 10g，黄芩 15g，前胡 10g，肉桂 2g。水煎服。

4 剂咳止。

【按】咳嗽的主要原因是寒邪，另外还有风热、疫毒、内伤等。因肺主皮毛，开窍于鼻。皮毛受寒，会伤肺而咳嗽。治疗风寒咳嗽，以张仲景治伤寒方：用麻黄汤、柴胡桂枝汤、小青龙汤加减。治风热咳嗽，用麻杏石甘汤加减。

《素问·咳论》曰："五脏六腑皆令人咳，非独肺也。"从五脏六腑的相互关系而论，皆可令人咳嗽，不只是肺脏能使人咳嗽。因此五脏六腑的病变都可以引发咳嗽，不仅是肺病。如寒气入胃，胃与肺脉相联，会使肺受寒而咳嗽。因五脏六腑各有主时，在主时之时受寒，分别传入肺而发病咳嗽。若轻微的，就是咳嗽。严重的，寒邪入里，就是泄泻、腹痛。一般情况是在秋天肺先受邪，在春天肝先受邪，在夏天心先受邪，在季夏脾先受邪，在冬天肾先受邪。

又五脏咳嗽的症状不同。肺咳嗽时，喘息有声音；严重者还会咯血。心咳的症状是感到心痛，喉中像有东西堵塞，严重者咽喉肿痛闭塞。肝咳的症状是两胁疼痛，严重者不能行走或行走两脚会浮肿。脾咳的症状是右胁痛，并隐隐然痛牵肩背，严重者不能活动，一活动咳嗽就加重。肾咳的症状是腰背互相牵扯作痛，严重者会咳出黏沫。六腑咳嗽是五脏咳长久不愈传变而来的。如脾咳不愈，胃就要受病，胃咳的症状是咳而呕吐，严重时可呕出蛔虫。肝咳不愈，就传于胆，胆咳的症状是咳嗽时可吐出胆汁。肺咳不愈，大肠受病，咳嗽的症状是大便失禁。心咳不愈，小肠就要受病，咳嗽的症状是要放屁。肾咳不愈，膀胱就要受病，咳嗽的症状是小便失禁。以上是五脏五腑各种咳嗽，如果经久不愈，那么三焦就要受病。三焦咳嗽的症状是肚肠胀满，不想吃东西。以上这些咳嗽，无论是哪一脏腑病变，其寒邪都是聚合于胃，联属于肺，使人多吐稠痰、面目浮肿、气逆。

肺为手太阴，主气，为阳中之阴，又谓清肃之脏。本例脉数为初感外邪不愈日久化热（初感风寒为脉紧），痰火犯肺，清肃失常，故致咳嗽。多种原因引起的咳嗽，日久不愈皆会伤及肺阴化燥逆气等症。治疗此类咳嗽，笔者自拟麦冬桑皮杷叶甘草汤，麦冬 20g、桑白皮 40g、枇杷叶 30g、甘草 10g，为基本方。桑白皮、枇杷叶二药泻火除痰顺气为治咳喘主药，配麦冬以生津润燥消痰止嗽，甘草缓中。以此临证加减治疗咳嗽效果良好。本例方中桑白皮、枇杷叶、黄芩、栀子、桔梗辛甘寒苦以宣泄清降肺中痰火。二冬补肺之阴，以助清降痰火而阴不亏。山豆根、射干治咽痛。连翘、牛蒡子、黄芩清热解毒。白芍、生地黄平肝火，又生地黄补肾水生肝木合心肺之阴，谓水能令母（肺）实之意。黄芩清肺热，前胡入肝下气。五味子、肉桂引入肾引火归元。右寸关浮弦，又吐白痰为脾寒胃热之痰上瘀滞于肺，故以云苓、白术、甘草、半夏、陈皮以健脾祛湿燥其痰，又谓土生金之意。杏仁、款冬花止咳。得以肃降清顺，多日咳嗽得安。

案例2：刘某，女，6岁，2006年11月2日前来就诊。

患儿素有气管炎，感冒咳嗽已七八日，经输液治疗减轻，但未完全康复，每在夜间和早晨咳嗽不止，痰少，食欲减退。温不高，舌尖红苔少白，口不干，二便正常。

脉诊：左寸关脉数疾尺小。右寸浮数关数微弦尺小。

辨证：外感不愈致阴虚肺燥。

治方：麦冬桑皮杷叶甘草汤加味。

处方：沙参30g，生地黄25g，枇杷叶15g，桑白皮40g，麦冬15g，云苓15g，白芍12g，甘草10g，知母15g，当归12g，桔梗15g，牛蒡子12g，天竺黄10g，前胡10g，黄连9g，栀子9g，巴戟天15g。水煎服。

共5剂，每剂分3次温服，服完咳嗽大好，只有早晨和夜间少咳，为巩固疗效，11月8日拟方再服。

处方：沙参25g，生地黄25g，麦冬12g，云苓12g，白芍12g，白术12g，甘草9g，防风10g，枇杷叶15g，桑白皮40g，杏仁15g，桔梗12g，紫菀10g，牛蒡子12g，细辛3g，栀子10g，黄连8g，知母15g，巴戟天15g。水煎服。

服用2剂后，咳嗽全止，并好。以后随访，无反复。

【按】本例说明失治、误治而拖延病情，使外感咳嗽日久不愈成为内伤咳嗽。从脉象数疾看已为正不敌邪之象，咳久肺之阴受灼而出现的气血虚象。因久咳肺阴重伤，伤及脾、肾等脏腑而出现微小脉象，为标实体虚之证。因中药能以扶正养阴治咳嗽，故在方中加沙参药，甘苦轻淡，既能养阴，又能泻火顺气祛痰止咳，甘草缓中止咳，加以紫菀润肺，天竺黄利痰开窍以助止咳之力。二方中加白术、防风、细辛，与巴戟天共补脾扶阳祛寒邪，细辛味辛入肾又能入肺以祛伏邪，小量并具小寒之意。方药以五脏同调，子（肾）能令母（肺）实，土（脾胃）能生金（肺）的五行规律，治疗肺咳和脏腑之虚咳。使肺和整体免疫功能增强而达痊愈。

案例 3：赵某，女，64 岁，2015 年 3 月 14 日前来就诊。

自诉动则气喘咳嗽，吐白痰口干，并腰痛大便少干，舌边红苔白。

脉诊：左寸浮数关尺沉无，右寸关沉弦尺无。

辨证：虚火灼肺，脾寒痰上犯，肾元亏虚。

治方：扶阳定喘汤。

处方：沙参 25g，麦冬 15g，五味子 6g，白芍 10g，枳实 10g，川厚朴 12g，当归 15g，何首乌 30g，煅牡蛎 30g，云苓 30g，白术 20g，炙甘草 12g，炮姜 20g，清半夏 15g，陈皮 10g，白芥子 10g，菟丝子 20g，杜仲 15g，淫羊藿 20g，制附子 6g，桑白皮 40g，杏仁 15g，紫苏子 8g，黄芩 15g，麻黄 6g，细辛 8g，泽泻 15g。水煎服。

服用 5 剂后，气喘咳减轻，又继服 5 剂愈。

案例 4：张某，男，68 岁，1996 年 8 月 12 日前来就诊。

自诉医院检查肺气肿，气喘咳嗽痰声辘辘，痰白而黏，自觉胸膈处堵塞并高起，常卧床，行走困难，家人带来求诊。

脉诊：两寸关数滑尺虚。

辨证：肝肾阴虚，痰火犯肺，元气亏虚。

治方：养阴定喘汤。先服控涎丹，3 天后再服中药煎服。

处方：沙参 30g，麦冬 15g，玄参 20g，白芍 15g，生地黄 30g，女贞子 15g，款冬花 10g，桑白皮 40g，枇杷叶 50g，杏仁 15g，清半夏 15g，陈皮 10g，麻黄 4g，射干 12g，细辛 3g，葶苈子 10g，云苓 20g，山药 20g，煅牡蛎 25g，炒小茴香 10g，五味子 6g，巴戟天 12g，甘草 10g。水煎服。

服用5剂后咳喘止痰消，并能自行走如常。

【按】上两例以脉象看，前者为寒痰上犯，后者为热痰上犯。尺脉虚无同为元气不足引起的咳嗽哮喘症。古言：喘在肺里，根在肾里。即肾阳虚不能温煦脾胃，脾则生湿生痰。肾阴虚则生热痰，肾中阴阳两虚，寒热之痰交加。皆上犯于肺不得宣泄而致。故其标在肺为痰而咳，其根在肾虚，肾气不能上提与肺气不得升降宣通而喘。不同的是前者脾脉弦为寒，后者脉数为热，左脉数同为肝火所灼。《金匮要略·肺痿肺痈咳嗽上气病脉证治》曰："热在上焦者，因咳为肺痿。"津为热所灼皆化为痰。又《素问·至真要大论》曰："诸逆冲上，皆属于火。"故两者皆以扶正祛邪的原则立方。前者温肾兴阳以纳气，后者补阴益水以救金。方中何首乌、生地黄、女贞子和牡蛎为滋肾水益阴之药，白术、炮姜、菟丝子、巴戟天、淫羊藿、附子为滋肾振兴元阳之药。前者四逆汤加云苓、白术温脾健脾，再以辛温与辛凉并用祛痰开窍。后者以补阴汤加减滋补阴中元气，又因痰火壅盛先用了"控涎丹"泻重痰以治标，再以煎剂射干、麻黄、细辛加葶苈子汤以峻利祛痰开窍。两例皆以养气血滋元气中以祛痰定喘得以痊愈。

二、冠心病

案例1：陈某，女，44岁，2015年3月19日前来就诊。

自诉心慌日久，身体无力，早晨易出汗，口有些干苦，舌尖边少红，苔白。

脉诊：左寸浮数关尺沉无，右寸关缓尺虚无。

辨证：脾肾阴阳两虚而致心脏供血不足。

治方：五行补真汤加味。

处方：党参18g，麦冬20g，枳壳10g，酒白芍18g，黄连10g，当归20g，川芎6g，酸枣仁25g，竹茹6g，何首乌20g，熟地黄15g，菟丝子25g，牡蛎30g，云苓15g，白术10g，苍术10g，炮姜20g，清半夏15g，陈皮10g，炙甘草10g，肉桂15g，附子6g，淫羊藿25g，远志

10g。水煎服。

服 5 剂后，3 月 25 日复诊诉心慌减轻了，他症也有所好转。又依方加川椒 10g，以增强扶阳祛寒湿之力。又继服 10 剂愈。

【按】本例左寸浮数和口干苦为肝胆虚火，关尺沉为肝肾阴虚血亏而致心慌，右寸关缓尺无为脾肾阳亏虚。故为脾肾阴阳两虚致心血不足，而出现的心脏悸动过速。本方以参附汤、四逆汤和八珍汤加减，以补气扶阳健脾、养心血益肝肾，更加麦冬、黄连、酸枣仁、竹茹清胆火合心阴，二术加半夏、陈皮以健脾除湿，远志、川芎以交通心肾，更以酸枣仁、牡蛎敛汗收纳和助养血之功，使病愈。

案例 2：解某，男，47 岁，2015 年 2 月 2 日前来就诊。

自诉气短时有心慌，并腰部酸无力，舌苔白腻。

脉诊：左寸尺部沉细关虚浮，右三部沉缓。

辨证：气血大亏，元阳虚，脾寒湿。

治方：十全大补汤加味。

处方：黄芪 20g，红参 10g，麦冬 12g，五味子 3g，酒芍 12g，川芎 8g，当归 15g，山茱萸 20g，熟地黄 20g，菟丝子 25g，云苓 15g，白术 30g，炙甘草 15g，干姜 20g，木香 9g，薏苡仁（炒）25g，白芥子 15g，黄连 6g，远志 12g，肉桂 15g，附子 6g，淫羊藿 25g，泽泻 15g，丹参 25g。水煎服。

服用 10 剂后病愈。

【按】本例患者两寸脉、尺脉沉细，寸脉主阳，尺脉主阴，为气血大亏虚，右脉沉缓和舌苔白为脾肾阳亏而有寒湿致腰酸无力。因气为血帅，故重用丹参、黄芪、四逆加四物等以增强脏腑气血功能。人参不但入肺补气，还能入下补肾气，与方中肉桂、附子、淫羊藿、菟丝子等滋肾兴阳，远志、川芎以沟通心肾。在阳气温煦下，用薏苡仁、白芥子祛寒湿以健脾。使气血复生达痊愈。

案例 3：李某，女，57 岁，2015 年 3 月 2 日前来就诊。

自诉久病，心慌气短，胃部灼热，大便秘，胸部痛连后背及腰痛，两小腿发凉，舌淡红，少有口苦。

脉诊：两寸浮数，左关尺沉无，右关沉滑数尺无。

辨证：肝肾阴虚，胸部痰火瘀滞。

治方：五行补真汤加味。

处方：党参15g，麦冬30g，百合30g，枳实12g，川厚朴15g，当归20g，赤芍25g，瓜蒌25g，薤白10g，黄连10g，甘草15g，山药15g，陈皮10g，白芥子15g，川牛膝15g，杜仲15g，姜炭15g，何首乌30g，川芎8g，生地黄15g，覆盆子12g，大黄8g，远志10g，锁阳30g，附子6g，细辛6g，防风12g，牡蛎30g，丹参25g，莪术15g，姜黄15g。水煎服。

服用5剂后，3月15日复诊，胸背痛、胃热减轻，腿部仍发凉，依上方加淫羊藿20g、山茱萸8g，以阴中扶阳生脉之力，又继服随症加减，服药半个月诸症好转。

【按】本例属于中医的"胸痹""胸痛"和"真心痛"，是现代医学的冠心病、心绞痛。脉寸浮尺沉虚无，属阴虚内热至极而出现的上热下凉，阴竭阳遏，心脏供血不足，遂致气血瘀滞而心绞痛。又阴虚及阳，气血不能达四肢，辨为真热假寒证。《黄帝内经》有"热极生寒，寒极生热"之论。方以四物汤补阴养血为主，加以百合、黄连等养胃清热，以大黄附子汤和瓜蒌、姜炭、锁阳通便，并以阴中加扶阳之品，以阴阳平和。《金匮要略》论胸痹之病，瓜蒌薤白半夏汤主之，以治心胸痛。本病以胸痹痛为主症，另有胃热、大便秘结、腰痛和小腿凉这些兼症，也是引起胸痹痛的重要因素，治则抓住肝肾阴虚致心脏供血不足这个主要病机，以脉症辨证，以五脏同调和五行生化规律进而调之，诸症解除获愈。

案例4：李某，男，74岁，2015年3月9日前来就诊。

自诉因心慌气短胸闷，后背少痛，吐痰多口不干。经医院检查为心血管狭窄，血压160/90mmHg，院方要以心脏支架搭桥治疗，自己希望用中医药治疗，前来求诊。舌苔白腻。

脉诊：左寸关浮弦数，右寸浮关沉弦，两尺沉无。

辨证：脾肾湿寒，痰火逆上瘀阻心胸。

治方：五行补真汤加味。

处方：党参 15g，麦冬 18g，天冬 18g，白芍 20g，枳壳 12g，当归 20g，川芎 6g，瓜蒌仁 15g，薤白 15g，云苓 20g，白术 25g，炙甘草 20g，何首乌 20g，女贞子 20g，石决明 30g，牡蛎 30g，菟丝子 25g，黄连 10g，黄芩 15g，薏苡仁 25g，白芥子 15g，炮姜 25g，益智仁 25g，远志 10g，肉桂 15g，附子 6g，淫羊藿 20g，降香 15g，丹参 30g，麻黄 4g，细辛 6g，泽泻 15g。水煎服。

服用 10 剂后复诊，心胸部感到舒适了，又继服 5 剂病愈停药。后到医院检查，医生告知不用心脏支架搭桥了。

【按】本例左脉为肝阳亢而致血压高，脾脉沉弦，为脾肾阳虚而致痰火上逆心胸成心肌梗死。心主血，心血亏，痰火瘀塞经络为本病之标，脾肾阳虚而致相火上越出现的高血压为病之根本。方中治疗以四君子汤、四逆汤加肉桂、淫羊藿等健脾扶肾之阳，祛痰祛湿。以二冬、四物汤去熟地黄养血活血（因熟地黄黏腻不宜痰湿证，故用何首乌、女贞子养肝肾，以滋水养木，肝火自消）。在养血活血中以瓜蒌、薤白、降香开痰祛瘀，并助以小量麻黄、细辛以通经络共治心胸痛。再以石决明、牡蛎重镇平肝降压使相火回归，而达阴阳平衡。方中首以调理先天肾、后天脾两个生化根本，两者相互生化，又脾土为（心）火子，脾强子能令母实。在五行相生中逆转了新的气血生机，获愈。

三、脑血管意外（中风）

案例 1：孟某，男，57 岁，2005 年 7 月 29 日前来就诊。

早有脑血栓史，忽右手脚不能行动已 2 天，神志清，言语涩，血压偏高，求中医治疗。舌淡紫苔薄。

脉诊：左寸沉涩关尺沉小数，右寸关浮滑数尺虚。

辨证：气阴两虚，痰阻血瘀脉络。

治法：补气滋阴，祛痰开窍，活血通络。

治方：五行补真汤加味。

处方：生晒参 15g，麦冬 15g，五味子 15g，白术 15g，山药 24g，白芍 24g，当归 20g，川芎 12g，何首乌 30g，枸杞子 20g，决明子 25g，菟丝子 15g，巴戟天 20g，牛膝 25g，山楂 20g，杜仲 20g，远志 10g，葛根 30g，郁金 15g，胆南星 15g，地龙 15g，土鳖虫 9g，水蛭 3g。水煎服。

服药 2 剂手脚能动，3 剂服完能下地走动。

8 月 24 日复诊，脉诊较前有力，依方继服。

处方：生晒参 15g，麦冬 15g，五味子 15g，白术 20g，黄精 25g，当归 20g，川芎 12g，熟地黄 30g，决明子 25g，女贞子 12g，菟丝子 15g，知母 20g，白芍 15g，龙骨、牡蛎各 40g，巴戟天 20g，远志 10g，葛根 25g，半夏 12g，胆南星 15g，陈皮 10g，木香 9g，地龙 15g，土鳖虫 9g，水蛭 3g。水煎服。

服药 3 剂，服完能出外走路，痊愈。

【按】本例左寸脉沉涩为心阳气血虚而致心脑有瘀阻，关尺脉沉小为肝肾阴亏虚而致心脑供血不足。右寸关浮滑数为脾阴亏有痰火而冲逆心脑致脉络瘀滞成病，为病之标，又有血栓史。治疗首以补气生血养心滋肝肾（因血不能荣养肝木，肝主筋，脾主四肢，故手足活动无力，又肾脉上通喉舌，因舌失去滋养故舌涩不能言）。白术半夏汤加胆南星，以健脾祛痰。地龙、决明子、山楂酸入肝降压养血降脂。二方加黄精以补脾益肾精。川芎、远志以交通阴阳上通心脑。更以虫药活血通络使病获愈。

案例 2：孙某，男，59 岁，2005 年 10 月 28 日前来就诊。

自诉中风后，经中西治疗仍留后遗症，右手拳紧握不能伸屈，右腿脚瘸瘸不伸，言语不真，已 6 个多月，血压偏高，155/95mmHg，他医治疗无效，前来求诊治。苔白腻。

脉诊：左寸尺沉无关虚浮无力，右三部沉细。

辨证：气血阴阳俱虚，血瘀脉络。

治方：五行补真汤加味，并配针灸疗法。

处方：黄芪 45g，麦冬 20g，云苓 15g，白术 15g，苍术 15g，当归

20g，川芎 12g，赤白芍 30g，炙甘草 15g，炮姜 20g，何首乌 30g，枸杞子 15g，牛膝 25g，菟丝子 25g，胆南星 12g，半夏 15g，郁金 15g，菖蒲 15g，木香 10g，远志 15g，淫羊藿 15g，丹参 30g，地龙 15g，土鳖虫 10g，桃仁 12g，附子 6g，泽泻 15g。水煎服。

服用 3 剂后，10 月 31 日复诊，诉用药后身体有力了，血压仍偏高。脉象改变，左寸关浮数尺无，右寸浮数关尺沉微。

处方：生晒参 20g，麦冬 20g，云苓 15g，白术 20g，薏苡仁 30g，炙甘草 15g，炮姜 20g，枳实 12g，胆南星 15g，半夏 15g，陈皮 10g，川芎 12g，当归 20g，赤白芍 30g，何首乌 30g，枸杞 30g，菟丝子 25g，川牛膝 25g，钩藤 20g，天麻 10g，鳖甲 15g，牡蛎 30g，远志 15g，菖蒲 15g，淫羊藿 20g，附子 6g，羌活 12g，独活 10g，五加皮 15g，地龙 15g，土鳖虫 10g，五灵脂 15g，水蛭粉 3g。水煎服。

服用 5 剂，服药后血压下降，身体觉得舒适有力，手脚不伸还无改善，仍依上方加减继服，并加入秦艽、细辛、胆南星、川乌、木香等以加强筋活血通络开窍之力，并配合针灸疗法，针刺百会至耳鬓，分三段刺入，并配合人迎、足三里、委中等穴。这样针药并用到半个月时，病人语言出声，20 多天后手脚慢慢伸开，能活动，治疗到 1 个月时，中风后遗症痊愈。

【按】本例从脉象分析，两手寸、尺脉皆沉虚，为气血阴阳俱亏虚而致的右偏瘫严重病症，又因病程时间长为治疗之难症。方中重用黄芪、人参，以参附汤、四逆汤补气兴阳生气血，以四君、四物去熟地黄加何首乌、枸杞子、菟丝子健脾养肝肾（何首乌气温苦涩滋补肝肾，不寒不燥不腻有宜痰湿证）。以苍术、薏苡仁和二陈、胆南星、郁金健脾燥湿祛痰，胆南星能祛经络之痰（在服一方后气血得到恢复，但仍有高血压，故甘温黄芪易甘寒补气生晒参）。以天麻钩藤饮等合阴降压。以远志、菖蒲、胆南星、郁金开喉舌之痰能言，以川芎、牛膝、羌独二活引伸四肢，同时加入虫药以活血化瘀通络，诸药合力，令五脏气血复兴，使手足得以屈伸。同时针药并行，因百会至耳鬓是运动神经的总司，针药配合使病痊愈快。

本病现代医学谓脑血管意外或脑血栓形成，中医谓中风偏瘫，历代对此有多方面论述。如刘河间认为"心火暴甚"。李东垣力主"正气自虚"。朱丹溪则认为是"湿痰生热"所致。张景岳则认为是"阴亏于前而阳损于后，阴陷于下而阳泛于上，以致阴阳相失，精气不交"所致。总之，也是现代医学所说，心脑供血不足，血脂高而致脑血管瘀塞。说明了阴陷于下，阳泛于上的气血阴阳失衡过甚，致五行不得生化而形成。从以上两病例看出，中医治疗中风病优于现代医学，因现代医学看到的只是脑血管瘀塞，中医从气血阴阳这个根本加以调养，再以活血通瘀治其标，本例再加针灸疗法更优，且早治为好。以笔者经验，初中风者3天，三五剂药可愈，中风半个月者得需15剂药左右，时间越长，心脑血管瘀塞更加严重，用药越多，超过半年者治愈率就低了。

四、失眠

案例1：宋某，男，67岁，2014年8月25日前来就诊。

自诉近来睡眠不好，并每天早晨4点心率快，并下肢凉，大便少溏。

脉诊：左寸关浮数尺小，右三部沉弦。

辨证：脾肾虚寒，心肝有火，早晨心率快，为阳气上升，阴不济阳。

治方：十味温胆汤加减。

处方：党参25g，麦冬15g，柏子仁10g，五味子6g，白芍15g，川芎6g，当归15g，酸枣仁25g，茯神15g，白术25g，炮姜20g，黄连10g，山茱萸15g，首乌藤30g，吴茱萸4g，木香9g，清半夏12g，陈皮10g，远志10g，肉桂15g，附子6g，菟丝子25g，淫羊藿20g，泽泻15g，丹参20g，炙甘草10g。水煎服。

服用10剂后夜得眠，诸症好转。

案例2：乔某，男，62岁，2015年2月7日前来就诊。

自诉失眠日久，并头晕，血压高，170/110mmHg。

脉诊：左寸关沉数有力尺小，右寸关沉弦尺无。

辨证：阴虚痰火，阴阳不交。

治方：补阴汤加减。

处方：党参 15g，麦冬 20g，天冬 20g，五味子 9g，白芍 30g，枳壳 10g，当归 20g，川芎 6g，黄连 10g，黄芩 15g，竹茹 6g，生地黄 30g，何首乌 20g，菟丝子 30g，牛膝 15g，炒酸枣仁 30g，珍珠母 30g，石决明 30g，牡蛎 30g，云苓 15g，山药 30g，炙甘草 15g，远志 10g，淫羊藿 30g，泽泻 30g，丹参 25g，地龙 15g，土鳖虫 6g。水煎服。

服用 7 剂，失眠好转，血压下降，又依方加减继服多剂而平。

案例 3：冯某，女，52 岁，2015 年 7 月 14 日前来就诊。

失眠严重，整夜不眠，并头晕头昏，腰痛，不能出外，请余前去出诊。舌暗淡苔白。

脉诊：两寸沉细，两关尺沉无。

辨证：气阴两虚，心神失养。

治方：大补元煎加味。

处方：人参 15g，麦冬 12g，五味子 6g，炙甘草 10g，炒山药 20g，川芎 8g，当归 15g，炒酸枣仁 20g，何首乌 15g，熟地黄 30g，炒杜仲 15g，肉桂 10g，远志 10g，菟丝子 25g，淫羊藿 25g，附子 3g。水煎服。

服用 5 剂，7 月 21 日复诊，诉较前精神好转，不头晕了，腰痛减轻，睡眠仍差。脉诊，两寸关生脉，两尺虚。依上加知母 20g，去熟地黄、附子，加何首乌 30g、夜交藤 30g、煅牡蛎 30g 等加减，又水煎服 10 剂，睡眠恢复，他症平。

【按】失眠为中医学"不寐"和"不得眠"等。心藏神，肾藏志，神为阳，志为阴，昼为阳，夜为阴。其病因是阴阳不平，心神不能归于肾宅与志相合而不眠。影响失眠的原因很多，以上三例是不同病因引起的失眠，前两例右尺脉皆虚无皆因相火越于肝胆而影响心神不安；三例脉象三部皆沉虚，为气血大虚心神失养致失眠。第一例先以养血滋阴清热养心安神，再以四君四逆汤健脾祛痰扶肾阳，更加左金丸以助阴阳平衡，远志、川芎沟通心肾使夜得眠。第二例为阴虚火旺扰动心神，方以补阴汤加枣仁汤和平肝降火之品养心安神，并地龙、土鳖虫以活血降压。再以菟丝子、淫羊藿、远志扶阳兴元，使阴阳平衡而夜得眠。第三例为气阴大虚，五脏俱虚，心胆虚怯，心神失养不得眠，故头昏头晕不能行动。肾藏阴阳，肝肾虚，心血亏，神不安，则神志不合夜不眠。筋骨失养则不能行动。方以大补元阳，以四物和菟丝子等养心滋肾，以酸枣仁甘酸敛心脾疗胆虚。诸药共济使脏腑气血充盈，心神得养，诸病安。

五、抑郁症（精神病）

抑郁症属于中医学"癫、狂、痫"中的"癫"症，精神病则属于"狂"症。《灵枢·癫狂病》曰："癫疾始生，先不乐，头重痛，视举目赤，甚作极而烦心……"《素问·阳明脉解》曰："病甚则弃衣而走，登高而歌，或至不食数日，逾垣上屋。"又《素问·脉解》曰："阳尽在上，而阴气从下，下虚上实，故狂癫也。"因而道出了狂与癫，因痰火之邪扰心和阴阳失调发病，而出现神智失常的疾病。《难经·二十难》曰："重阴者癫，重阳者狂。"此为癫病与狂病鉴别点。

以上论述可以看出抑郁症表现为沉默，痴呆，寡言，烦心，睡眠差，精神不佳，静而少动等症。也有不少抑郁症患者存在着周期性的躁狂行为，此谓躁狂性抑郁症。更有一发病就属躁狂性的，谓精神病。总之前者为癫，后者为狂。两者相互联系，又相互变化，故并称为癫狂。

在治疗上，历代医家都从清火涤痰、宣郁安神、泻阳明、疏肝等方面制出多方。如朱砂安神丸、集验龙脑安神丸、越鞠丸、柴胡疏肝汤、生铁落饮、礞石滚痰丸、三乙承气汤等。综观上药和多年对患者的跟踪观察，在治法上缺少综合调治，达不到标本兼治等。纵有治愈一些，但治疗慢，疗效差，或反复无常，或病延多年。更有强烈镇静药，使很多患者饱受用药之苦，不管是中医还是西医，因不能根治，故社会上还存在着一些常年用药的患者。

综上所述，笔者在多年医疗临床探讨治疗中，依《黄帝内经》《难经》所论，总结了历代治疗经验和不足，又从脉诊上辨证，认为"上实"，两寸脉为心肺痰火蒙蔽心窍为实。两关脉，肝主气，脾胃为生痰之源，皆为标。"下虚"，尺脉为肾虚，为根。肾阴虚则肝旺，肾阳虚则精亏，精亏则志不舒。因而肾中精血不能上济心脑，再加七情之郁，而使肝胃痰火冲逆上扰心脑，心窍被蒙。心主神，神无所依，而神志游离，癫狂生，所以也谓神志病。发病原因多由七情过度所伤为主，即过喜伤心，怒伤肝，忧思伤脾，悲则伤肺，惊恐伤肾，导致脏腑功能失调而致阴阳失平，进而产生气滞、痰结、火郁、血瘀而蒙蔽心窍，最终引起神志失常疾病。

在脉象辨证上，《灵枢·癫狂》指出："癫疾始生，先不乐，头重痛，视举目赤，甚作极已而烦心。"且"心脉微涩为癫疾，脉急甚为癫疾。"可见心之阳不胜其阴气之逆，阴盛阳绝，神明散乱。肺之阴复不能胜心火之灼，偶尔脉反急。肺之志为忧，肺之声为悲，心有余则笑不休，不足则悲。《素问·生气通天论》又曰："阴不胜其阳，则脉流薄疾并乃狂。"因情志所伤，肝阳郁激，心火暴动。肝木乘胃，母难顾子，二火聚于阳明，二阳之至，邪在胃也，故重阳盛于上为狂，神明皆乱。癫痫症主病因在痰。病因病理为痰、火、惊、气、血和先天因素。初病为阳，久病为阴。阳则脉弦数滑，阴则脉沉缓或濡细。自闭症多与先天因素不足有关，治宜滋补肝脾肾，填精益髓健脑，以症祛痰开窍醒脑。以上不管癫与狂，其标皆在中焦肝与脾胃，火痰逆上蒙蔽神明所致。即气血凝滞脑气与脏气不接如做梦一样，有的出现一些鬼魅之症。若阴阳亏损旷日持久难治，呈现虚象。脉象上不管癫与狂，共存的是两尺脉皆虚，肾阴虚不能滋火平肝，肾阳虚不能温煦脾胃以化痰。进而只以疏肝祛痰宣郁清心，心脑空虚得不到肾中精血的滋养，阴阳得不到平衡，使疾病得不到根治，而反复无常。

综上，笔者在多年临床反复研究探讨治疗中，以人体阴阳五行规律所出现的病机病理的整体观念，又从脉诊辨证中，确立了尺脉肾为人生根本。滋肾潜阳，强肾调脾益精，再以平肝宣郁清肺养心五行之法，狂者多泻阳明，创立了"养心解郁汤"。又多经临床实践证明，心脑清明，则心不烦、志不狂，病则愈。解决了医界历年来的医疗难题，是经多年来临床探讨取得治疗成功的心得和验方。并以 20 年来临床实例治疗经验总结，轻者（初病）7～15剂药，重者（半年至多年）15剂药至1个月左右皆可治愈。

养心解郁汤（验方）

麦冬15～30g，五味子9g，枳壳12g，郁金15g，黄连10g，柴胡6～12g，白芍12～30g，竹茹10g，云苓15～30g，山药20～30g，清半夏15g，陈皮10g，当归15g，川芎6g，生地黄30g，菟丝子15～25g，煅牡蛎30g，远志10～30g，淫羊藿15～30g。水煎服。

随症加减：气虚，加党参或太子参、甘草；阴虚口干、便干，加天冬、瓜蒌或沙参、天花粉、玄参、大黄；痰火重，加贝母、胆南星、礞石、茵陈、栀子；脾寒湿，加苍术、炮姜、车前子、生地黄易熟地黄、山药易炒山药；脾虚大便秘结，加生白术；失眠，加知母、酸枣仁、龙骨、夜交藤；气滞，加青皮、木香、紫苏子（微炒）、大腹皮；血瘀，加丹参、桃仁、三七；痰火致狂，加黄柏、知母、代赭石、女贞子或磁石、生铁落；肾阳虚，加肉桂、附子、益智仁、巴戟天、覆盆子、泽泻、生地黄易熟地黄；癫痫风发抖，加天麻、蜈蚣或全蝎以定风止痉。

以上辨证加减选用。

案例1：管某，男，20岁，2000年6月21日前来就诊。

因父母先后病逝，悲思过甚致精神呆滞，沉默，眼发直，心慌，不欲食，有时还奔跑登高。经中西医治疗2个月多无效，前来求治，舌尖红，苔薄白。

脉诊：六脉沉数疾尺小。

辨证：痰火郁阻，肝肾阴虚。

治方：养心解郁汤加味。

处方：党参15g，麦冬20g，五味子12g，沙参30g，川芎8g，当归5g，枳壳12g，郁金15g，柴胡10g，竹茹10g，清半夏15g，陈皮15g，云苓15g，山药30g，生地黄30g，菟丝子15g，远志15g，知母15g，黄柏10g，磁石30g，莱菔子12g。水煎服2剂。

6月25日前来诉精神好转，吃饭多了，又以上方加减。

处方：麦冬 20g，龙眼肉 25g，柏子仁 10g，郁金 15g，黄连 9g，川贝母 9g，柴胡 10g，白芍 20g，枳壳 12g，生麦芽 30g，陈皮 12g，清半夏 12g，生地黄 25g，女贞子 12g，菟丝子 15g，菖蒲 10g，远志 15g，龙骨 25g，牡蛎 25g，朱砂（口服）1g。用铁锈水煎服 2 剂。

6 月 29 日，高兴地前来说病已愈。

案例 2：李某，女，42 岁，2012 年 1 月 4 日前来就诊。

自诉烦躁，心神不定，常有不自觉唱歌行为，睡眠差，并有轻生厌世念头。病史多年，常服药物以控制，由丈夫带来求治，舌红苔薄白。

脉诊：两寸关浮数两尺沉细。

辨证：阴虚火旺，心阴不足。

治方：养心解郁汤加减。

处方：麦冬 20g，天冬 20g，五味子 10g，郁金 15g，黄连 10g，白芍 30g，当归 15g，川芎 8g，胆南星 15g，枳实 15g，云苓 15g，山药 30g，陈皮 15g，清半夏 12g，栀子 10g，生麦芽 30g，生地黄 30g，女贞子 15g，覆盆子 15g，黄柏 8g，知母 20g，远志 15g，川椒 6g，丹参 20g。水煎服 5 剂。

1 月 10 日复诊，服上药精神好转，并嘱其逐减药物，只服中药。并依上方黄柏、川椒与磁石、龙骨、牡蛎、淫羊藿、巴戟天随症化裁，以调理肾中阴阳，服药月余病愈。

于 6 月 23 日随访无复发。

案例 3：王某，男，18 岁，2012 年 2 月 11 日前来就诊。

高中学生，已停学。由其父带来，诉得病已七八个月，他医治疗无效。头晕多梦，不欲饮食，心烦，怕见人和光，郁闷不愿言语，注意力不集中。胸闷气短，乏力，腰酸痛。求中药治疗，舌暗苔白，口干。

脉诊：两寸尺脉沉数，两关滑数右尺小。

辨证：气阴两虚，心血失养，痰湿瘀阻。

治方：养心解郁汤加减。

处方：太子参 15g，麦冬 15g，五味子 10g，郁金 15g，黄连 8g，白芍 25g，甘草 10g，枳实 15g，竹茹 10g，茵陈 10g，云苓 30g，山药 20g，清半夏 15g，橘红 10g，当归 15g，生地黄 25g，覆盆子 15g，萆薢 15g，杜仲（炒）15g，车前子 30g，远志 15g，淫羊藿 15g，附子 6g，丹参 25g。水煎服 7 剂，后又依方继服 7 剂。

于 3 月 2 日前来复诊，精神和睡眠都有好转，腰酸痛减轻，仍要继服。依上方去茵陈、淫羊藿、附子，加何首乌、巴戟天、黄柏，水煎服 10 剂后，又去黄柏加牡蛎，又水煎服 10 剂后，一切好转，继续上学。

案例 4：于某，男，18 岁，2016 年 3 月 12 日前来就诊。

高中生，因意愿不遂致精神失常，停学。自认贤于他人。心烦，失眠，目呆少言，时而哭笑，言语紊乱，有时还有登高上屋行为。求中医治疗。大便干，舌尖边红苔白，口干。

脉诊：两寸关浮弦数，两尺沉小数。

辨证：阴虚，痰火瘀滞。

治方：养心解郁汤加味。

处方：麦冬 20g，天冬 20g，白芍 15g，枳实 10g，厚朴 12g，郁金 15g，浙贝母 12g，栀子 10g，川楝子 15g，当归 15g，黄连 10g，竹茹 8g，云苓 30g，天花粉 30g，大黄 12g，清半夏 12g，陈皮 12g，生地黄 30g，女贞子 15g，牡蛎 30g，黄柏 8g，知母 20g，肉桂 6g，川芎 8g，远志 15g，丹参 20g。水煎服 7 剂后精神稳定。去川楝子、加生麦芽、山楂（生麦芽不但健胃消食还有疏肝效果），减大黄为 8g，黄柏 4g，又继服 7 剂病愈。入学后再无复发，后考上了大学。

案例 5：林某，女，44 岁，2018 年 6 月 21 日前来就诊。

自诉癫症史多年，服药物控制久不愈。头昏，头晕，精神不振，心烦失眠，不愿言语，不愿见人，身倦无力。目红面赤，舌红无苔。

脉诊：左寸沉数关浮数尺无，右寸关浮数尺无。

辨证：阴虚内热，痰火上扰。

治方：养心解郁汤加味。

处方：太子参 15g，麦冬 18g，天冬 18g，五味子 9g，白芍 20g，川芎 6g，当归 15g，川楝子 15g，百合 30g，生地黄 25g，女贞子 15g，云苓 15g，山药 30g，菟丝子 15g，竹茹 8g，清半夏 12g，橘红 10g，黄连 10g，知母 20g，龙骨 25g，牡蛎 25g，远志 10g，肉桂 6g，巴戟天 15g，丹参 20g。水煎服 3 剂。

6 月 25 日前来复诊，说服药后精神好转，再以继服。依前方加金樱子 15g，巴戟天易淫羊藿 25g，泽泻 15g，三七 6g，以增强益肾生脉之力。水煎服 6 剂。

患者共服 9 剂，多年疾病痊愈。3 个月后随访无复发。

【按】笔者多年来治疗病例很多，以上五例都具有精神抑郁、沉默、痴呆、寡言、烦心、睡眠差、精神不佳、静而少动及躁狂等症。从脉象上看皆与上论所应，尺脉虚，肾气亏虚。寸关脉浮与沉皆数或数疾，痰火蒙蔽心窍，肺之阴不能胜心火之灼，脉反急，心阳不胜阴气之逆（痰为阴），则脉数疾。但在辨证上仍要结合四诊辨证分析。第三、五例为抑郁症；第一、四例兼有狂的行为，为周期性的躁狂性抑郁症；第二例有癔症行为；皆以养心解郁汤分别随症加减治疗而愈。方中以麦冬、天冬、地黄、当归滋肾水养心阴清肺，心主神，神得养。肺属金，金清则能生水，水能生肝木以清火。以郁金、贝母和黄连竹茹半夏汤清解上焦心肺、中焦肝胆胃痰火之郁。柴胡、白芍、当归、川芎以疏肝养血活血。云苓、山药以健脾运脾；大黄荡涤肠胃瘀热、燥结、实热之症，以推陈致新；栀子清三焦之火。地黄、菟丝子、五味子、远志、淫羊藿以强肾益精上济心脑，使心脑充实，五脏安和。第五例方中用了百合牡蛎汤以清肺胃湿热，养心安神。狂症加黄柏（或制黄柏：盐制入肾，酒制治上，蜜制治中）、知母，二者与他药结合不但能泻阳明之瘀滞，而且使痰火不致上逆。同时黄柏入肾，坚肾阴，泻膀胱湿热，和地黄等药配伍令肾水充实，相火不致上冲，而使阴阳平衡，狂益平（需要注意黄柏苦寒，中病后不宜久服，要辨证改用清肝和滋阴药）。同时橘皮竹茹半夏汤以清肝胆痰火。应用方中以症加减用药，是治疗本症的主要辨证思路，对所有阴虚躁狂者均疗效显著。对其他脾肾虚寒者，脉濡细者用参附汤、四逆汤等，补气健脾祛痰利湿温阳益肾，阳气得复，脾胃得温而健运，脾肾先后天共济以生精，是治疗脾肾虚寒引起各方面疾病的主要理论基础。明确了肾中阴阳亏虚这个疾病产生的根源，再加以辨证，依各病治标之法，五脏气血阴阳平衡，五行相生，气血兴盛，病邪除，疾病则愈。对于病程多年伴有反复者，多为久病受邪气或药物对脏腑的伤害，故要调养和治疗相结合，治方中要重调肝健脾。因脾胃中土，脾土为万物生化之源，又土为火之子，脾胃健运，气血兴盛，则君神无痰火之逆，神明清，病得安。多年来笔者以此治疗者无有不愈者，治愈后定要注意保持心情舒畅，调节适合身体所需要的饮食生活，尤对有些大便干者，保持饮食调节通畅，以做好治愈后的巩固调养。

以上是对各方面的抑郁症、躁狂性抑郁症和精神病者，依上论辨证论治皆可获愈，是治疗本类病的主要思路和方法。对于癫痫病以及自闭症也可依上论辨证论治，并参考各病的治标之法，同样可取得治愈成果或显著疗效。千年难症的解除，也正是在辨证中遵循了《黄帝内经》《难经》所旨，总结了历代治疗经验和现代医学治疗的弊端，在多年医疗实践中总结经验，运用了以脉为主的对人体阴阳五行整体气血机制综合辨证法，而取得的成功经验。

六、脾胃病

案例1：刘某，男，67岁，2015年3月18日前来就诊。

自诉胃胀日久，并觉胃部灼热，口苦，舌质红苔白。血压偏高，150/90mmHg，求中医治疗。

脉诊：左寸关浮弦数尺小，右寸浮关尺沉弦。

辨证：肝火灼胃，胃热脾肾虚寒。

治方：五行补真汤加味。

处方：党参15g，麦冬18g，天冬18g，五味子6g，白芍20g，枳实10g，厚朴15g，百合40g，黄连10g，茵陈10g，川楝子15g，当归15g，清半夏15g，陈皮10g，海螵蛸12g，云苓20g，山药20g，炮姜15g，何首乌20g，女贞子20g，菟丝子20g，牛膝12g，大腹皮10g，丁香6g，淫羊藿 25g，附子 6g，磁石 30g，泽泻 25g，莪术 15g。水煎服。

服药 10 多剂病愈。

案例 2：王某，女，52 岁，2012 年 2 月 8 日前来就诊。

自诉胃少痛，逆气打嗝 20 多年，并胃堵腹胀。舌暗苔灰暗，口不干。

脉诊：左寸关浮数尺无，右寸尺沉无关沉小紧。

辨证：气阴两虚，脾胃虚寒，运化失常。

治方：五行补真汤加味。

处方：黄芪 15g，麦冬 12g，百合 20g，白芍 15g，炙甘草 15g，当归 15g，黄连 8g，云苓 25g，山药 25g，砂仁 10g，贝母 6g，海螵蛸 15g，桃仁 10g，枳实 12g，木香 10g，乌药 20g，半夏 15g，陈皮 15g，干姜 18g，大腹皮 12g，丁香 6g，益智仁 25g，吴茱萸 4g，山茱萸 15g，枸杞子 12g，菟丝子 25g，肉桂 15g，附子 6g。水煎服。

3 月 15 日复诊诉胃不痛了，胃堵胀逆减少，又依方加附子（先煎）10g、海螵蛸 20g、淫羊藿 25g，以增强扶阳祛湿健脾之力，加煅牡蛎 25g 以收纳虚火归元，阳中佐以阴，使辛燥中有收。又继服 10 多剂各症转好。

【按】这两例为多症综合脾胃病，因脾胃病与肝、肾及其他脏腑有着相互关系，单方治胃不佳，唯以五行补真汤加减治疗为宜。两例皆为胃热脾寒肾阳亏，从脉象右手脉分析，后者脉沉、小紧虚寒重于前者，并逆气脾胃运化失常。首以麦冬、百合养胃阴，滋补肝肾，前者加磁石以镇阴使龙火不得上升。同时菟丝子、淫羊藿、泽泻是重补肾阳并降低血压的良方。两例同用了半夏泻心汤和四逆汤以调理寒热湿气错杂之证。后者加重黄芪、肉桂、附子、干姜以益气扶阳健脾，同时以左金丸理肝气，配乌药、大腹皮、丁香以降逆气，使病获愈。胃为阳，恶燥，喜润。脾为阴，恶湿，喜燥。笔者以百合养胃阴为主，用四君汤、半夏泻心汤和白芍甘草汤等加减治疗各脾胃病，效果良好。胃津亏阴虚四物加麦冬、沙参、玉竹。胃痛以海螵蛸、贝母、砂仁、甘草（为四味胃痛散验方）和桃仁。胃酸加茵陈、海螵蛸、瓦楞子。脾失健运选加党参或人参、云苓、山药。气滞选加枳壳、佛手、香附、乌药、沉香。呕吐加黄连、龙胆草（诸逆冲上皆为火）。呃逆气主要是脾肾虚寒，肠道无阳，并与肝有相互关系。上以黄连清胃热，下以四逆扶阳祛寒，利气加肉桂、吴茱萸、大腹皮、沉香或丁香。脾胃虚寒重者去百合，以参苓白术甘草汤加四逆汤等。多以百合甘微寒补养胃阴为基础，依症加减，调补五脏寒热虚实使阴阳平衡，病得除。

案例3：胡某，男，58岁，2014年5月10日前来就诊。

自诉经医院检查为糜烂性胃溃疡，少痛，口干苦，怕凉饮，大便溏，日2次。舌淡暗。

脉诊：左寸关沉伏数尺无，右寸虚浮关尺沉涩。

辨证：气血亏，脾胃失养，上有虚火。

治方：四君四逆散合四逆汤加味。

处方：党参20g，麦冬20g，白芍12g，枳实10g，百合30g，黄连9g，柴胡6g，茵陈6g，山茱萸20g，云苓15g，白术20g，芡实15g，海螵蛸15g，炮姜20g，清半夏15g，陈皮12g，补骨脂15g，白及5g，大黄3g，木香9g，肉桂15g，附子10g，菟丝子25g，淫羊藿15g，泽泻15g，丹参20g，炙甘草15g。水煎服。

依方加减，水煎服20剂，病得平。

案例4：褚某，女，61岁，2014年5月5日前来就诊。

自诉经医院检查为糜烂性胃炎，觉少痛少胀，并胃灼热、反酸逆气。舌暗淡，苔少。

脉诊：两寸虚浮，两关尺沉无。

辨证：阴阳两亏，脾胃失养，上有虚火。

治方：参附汤合百合白芍甘草汤加味。

处方：人参6g，党参15g，麦冬18g，五味子6g，白芍12g，枳壳12g，炙甘草25g，百合30g，黄连9g，贝母6g，砂仁10g，海螵蛸12g，茵陈6g，云苓25g，白术10g，山药25g，当归15g，何首乌20g，菟丝子25g，大腹皮10g，丁香6g，益智仁20g，炮姜15g，肉桂15g，附子(先煎）10g，淫羊藿 15g，泽泻 15g，丹参 20g。水煎服。

依方加减，水煎服 20 剂，基本痊愈。

【按】上两例皆为脾胃重病，以四君子汤加百合为主调理脾胃。第三例为肝气瘀滞有郁火，以四逆散加木香疏肝升阳调理脾胃，正合沉伏数脉之用。右关尺沉涩为脾肾阳亏而致的胃气弱有瘀，导致糜烂性胃溃疡病，以四逆汤加肉桂、淫羊藿等扶脾肾之阳，脾得温，气血生，胃得养。第四例脉两关尺沉无为肝肾虚寒，则脾胃失养而致的糜烂性胃炎。两例皆用甘温以补气扶阳健脾，虚则补之，寒则温之。因肺气是脾胃运化水谷精微以生血之帅，故用了人参和党参。炮姜、附子热以扶阳，麦冬、百合甘寒润胃生津，白芍、黄连、茵陈酸苦以泄热。前者少用大黄、白及以去腐破瘀生新，修复溃疡面。后者以四味散（砂仁、贝母、海螵蛸、甘草）健胃治胃痛。

案例 5：孟某，男，56 岁，2010 年 5 月 6 日前来就诊。

自诉胃酸日久，口干，并有些胸闷，舌淡红，苔薄白。

脉诊：两寸尺沉虚，两关浮滑数。

辨证：脾胃湿热瘀阻，气阴两虚。

治方：一贯煎加味。

处方：白参 10g，沙参 25g，麦冬 15g，白芍 20g，川楝子 15g，枳实 12g，川厚朴 15g，云苓 20g，苍术 20g，山药 25g，薏苡仁 30g，杏仁 15g，竹茹 12g，茵陈 20g，海螵蛸 12g，瓦楞子 15g，槟榔 12g，郁金 15g，栀子 10g，生地黄 20g，菟丝子 20g，山楂 20g，川芎 6g，女贞子 15g，远志 10g，丹参 25g，巴戟天 20g，泽泻 20g。水煎服。

水煎服 6 剂，胃酸、胸闷好转，又继服 5 剂感觉舒服病愈。

【按】本症脉寸尺沉虚，上主气下主阴，为气阴两虚，肝胃脉滑数，为湿热内阻的胃酸病，气阴两虚又可产生心血不足之征（胸闷）。方以一贯煎加味调理心肝肾之阴，再以云苓、苍术、薏苡仁健脾祛湿，以竹茹、茵陈、海螵蛸、瓦楞子除肝脾湿热、活血解酸，治脾胃先调肝，脾胃得安，肝肾得养，他症皆转好。

案例6：胡某，女，71岁，2010年5月25日前来就诊。

自诉下腹部凉痛甚难忍，并腰腿痛，患糖尿病多年，体弱无力，体瘦面黄，他医无效。由家人扶来求诊。口干，舌紫苔黑暗。

脉诊：两寸浮紧，关尺沉小紧。

辨证：气阴虚衰，寒湿内滞。

治方：五行补真汤加味。

处方：党参30g，麦冬15g，沙参25g，五味子15g，云苓15g，白术15g，苍术12g，山药30g，葛根20g，山茱萸15g，熟地黄30g，女贞子15g，菟丝子25g，杜仲15g，干姜20g，益智仁20g，小茴香10g，砂仁10g，木香10g，海螵蛸15g，淫羊藿30g，附子8g，炙甘草15g，延胡索20g，五灵脂12g，丹参25g，生姜10g。水煎服。

以上共煎6剂腹痛愈，腰腿痛好转，停药。

【按】本例为糖尿病综合重症，脉证显示，浮沉脉皆紧，主寒主痛，为气阴俱衰寒湿内滞证。小腹乃冲、任血海元气之所，又因年老糖尿病气血虚更使寒滞血凝不得流通故痛，方在补气益阴汤中，加以四逆汤为主，温养中下焦之寒，海螵蛸、益智仁、小茴香乃温健脾肾利寒湿之药。木香调气，延胡索、五灵脂辛温入肝以活血化气、破瘀止痛，病愈。

案例7：刘某，男，41岁，2007年12月28日前来就诊。

自诉因觉得胃部灼热不适，体无力。经医院检查为萎缩性胃炎，并胃壁有增生（为癌前病变）。经中西医治疗无效，前来诊治，舌淡红，苔白干腻，脸色黄。

脉诊：左寸尺沉虚关浮数，右寸浮数关沉数尺沉虚。

辨证：气阴两虚，湿热瘀阻。

治方：五行补真汤加味。

处方：沙参30g，百合30g，麦冬15g，白芍25g，甘草10g，郁金12g，佛手12g，生地黄20g，枸杞子15g，石斛10g，天花粉30g，蒲公英20g，乌梅15g，海螵蛸12g，瓦楞子10g，黄连5g，大黄5g，川楝子15g，巴戟天15g，肉桂3g，延胡索15g，莪术15g，青黛粉（冲服）3g，三七粉（冲服）3g。水煎服。

服用 7 剂后于 2008 年 1 月 6 日前来复诊，觉胃部舒适了，口酸和口干也有减轻，又加太子参益气养阴健脾。

处方：太子参 30g，沙参 30g，百合 30g，麦冬 15g，郁金 15g，佛手 12g，白芍 20g，甘草 10g，薏苡仁 30g，山药 30g，山楂 30g，砂仁 6g，白及 10g，天花粉 25g，海螵蛸 12g，瓦楞子 15g，大黄 5g，川楝子 15g，生地黄 20g，枸杞子 15g，菟丝子 12g，黄连 5g，肉桂 2g，巴戟天 15g，重楼 12g，莪术 15g，珍珠粉（另冲）1.5g，青黛粉（另冲）3g，三七粉（另冲）3g。水煎服。

以上水煎服至 20 剂后觉得胃部舒适，身体有力，面色转红润，至服药 30 剂后到医院检查，萎缩性胃炎痊愈。

【按】本例脉证为气阴两虚，两关脉数为肝火灼胃而致的胃阴不足引起的萎缩性胃炎。因胃为阳腑，喜润恶燥，燥则生变，故以沙参、百合、麦冬、石斛、太子参、甘草益气生津，健脾除湿，白芍、乌梅以平敛肝火，黄连、蒲公英、天花粉以补胃阴清胃热，佛手、砂仁、薏苡仁、山药以健脾祛湿，海螵蛸、瓦楞子以制胃酸，郁金、瓦楞子、大黄、乌梅、白及以祛瘀消积生新，枸杞、生地黄、菟丝子等以滋肾中阴阳，重楼、青黛以防癌变，另加健胃活通之品。脾胃为中土生化之源，土病则累及五脏同病，本例以五脏同调，胃得养，使病得愈。

七、妇科病

案例 1：王某，女，36 岁，2013 年 6 月 13 日前来就诊。

自诉月经量少期短，痛经，并头晕、腰酸痛。舌淡红，苔薄白。

脉诊：左寸关浮数尺无，右寸浮数关尺沉无。

辨证：脾肾虚寒湿，虚火上浮。

治：八珍汤合右归饮加味。

处方：党参 15g，云苓 20g，白术 30g，炮姜 20g，麦冬 18g，五味子 6g，郁金 12g，白芍 30g，川楝子 15g，当归 15g，川芎 6g，生地黄 20g，

女贞子 15g，川续断 25g，菟丝子 25g，川牛膝 15g，泽兰 15g，杜仲 15g，清半夏 15g，白芥子 12g，陈皮 10g，炙甘草 15g，牡蛎 25g，肉桂 6g，附子 6g，淫羊藿 25g，鹿角霜 10g，丹参 20g，延胡索 15g。水煎服。

本例左脉为心肝虚火，右脉为脾肾虚，寒湿瘀滞。月经为肾经分泌，脾为中土生化之源，脾肾弱而致月经分泌量少。同时脾寒则生湿，而引起腰酸痛诸症。方以四君四物汤为主补气血平肝火，以右归饮为主益肾强精兴相火，二陈加泽兰汤以利湿活血通经，5 剂后月经来量增多，痛解除，腰痛大减。患者愿下月再服几剂以巩固疗效。

案例 2：李某，女，20 岁，2011 年 11 月 3 日前来就诊。

自诉闭经已 2 年，并腰痛，面黄体瘦，舌质暗。

脉诊：两寸关沉涩尺无。

辨证：气阴两虚，寒湿瘀阻。

治方：十全大补汤合右归饮加减。

处方：红参 9g，党参 15g，麦冬 12g，五味子 6g，白芍 12g，郁金 12g，柴胡 6g，当归 15g，川芎 8g，云苓 15g，白术 30g，砂仁 15g，香附 12g，炙甘草 15g，炮姜 25g，薏苡仁 20g，熟地黄 20g，女贞子 15g，川续断 25g，泽兰 15g，川牛膝 15g，菟丝子 25g，巴戟天 15g，杜仲 15g，淫羊藿 15g，附子 6g，泽泻 15g，丹参 20g，莪术 15g。水煎服。

服用 10 剂后腰不痛了，面色变红，精神好转，脉象有力。依方加量为红参 15g，党参 20g、鹿角霜 10g，以增强补气扶阳之力，又煎服 15 剂，月经来潮，病愈。

【按】本例脉象沉涩，并尺（肾）中无脉，为五脏气血大虚，寒湿瘀滞而致闭经诸症。因气为血帅，心主血为君火，心阳来源于肾阳，肾阳虚失去了气血生化的动力。肝气郁则血瘀，多致月经不调。脾虚则生寒生湿，虚则营血亏，致月经不调。肾虚不能分泌月经及其他生殖功能受损，这些都是五脏功能失调而致闭经的原因。前两例虽症情不同，但都以辨证用药。以补气健脾养血扶阳祛湿以治其本，并遵照傅青主治闭经，以疏解心肝郁之法，因血瘀则心郁，心神振，血益通，肝气疏而肾精旺。

以郁金、柴胡和香附开心肝之郁，是调经必遵之要。白芍、当归、熟地黄、女贞子调养冲、任二脉。以泽兰汤为治妇科佳剂，以温养肝脾肾，利水活血通窍。因妇人多虚寒，以兴阳剂（附子、巴戟天、淫羊藿、菟丝子等）以滋阳生阴，更以鹿角霜入督脉振兴阳气，养精生髓，五脏健旺，天癸顺。

案例 3：于某，女，46 岁，2018 年 12 月 13 日前来就诊。

自诉月经已 3 个月未来，并腰酸痛，有白带，舌尖红苔薄白。

脉诊：两寸浮数两关尺沉无。

辨证：肝肾阴虚，脾肾寒湿瘀滞。

治方：八珍汤合四逆汤加味。

处方：党参 15g，麦冬 15g，白芍 15g，当归 15g，川芎 8g，郁金 12g，柴胡 6g，茯苓 20g，白术 30g，炙甘草 15g，苍术 25g，清半夏 15g，陈皮 20g，香附 12g，熟地黄 20g，女贞子 15g，续断 25g，菟丝子 25g，川牛膝 12g，泽兰 15g，益智仁 20g，小茴香 10g，肉桂 15g，附子 6g，淫羊藿 25g，泽泻 15g，杜仲 15g，炮姜 25g。水煎服。

服用 5 剂后，白带减少，腰痛减轻，月经来潮，但量少，又继服 7 剂，病愈。

【按】本例脉两关尺皆沉无，为肝脾肾皆虚寒湿，脾伤湿气下陷而成白带，气血受损，致断经 3 个月。治方以四君汤重加白术、苍术以健脾利湿，四逆汤扶阳消湿，加以疏肝养肾诸药合力，气血充盛，白带自消，月经来潮，诸症愈。

案例 4：纪某，女，41 岁，2011 年 6 月 27 日前来就诊。

自诉血崩漏已 8 年，血不多，诸医不效。

脉诊：六脉沉细，左略微数。

辨证：气阴两虚，肝火内动。

治方：黄芪阿胶煎加味。

处方：黄芪 60g，沙参 10g，麦冬 15g，五味子 15g，白术 25g，山药 30g，云苓 15g，白芍 30g，阿胶珠（冲）15g，生地黄 25g，山茱萸 15g，菟丝子 15g，黄柏 5g，地骨皮 15g，血余炭 20g，地榆炭 20g，桑叶 10g，升麻 10g，香附 12g，荆芥穗 9g，黑姜 3g，车前子 15g，仙鹤草 80g。水煎服。

服用 6 剂后血止转好，病者大喜。

案例5：刘某，女，16 岁，2011 年 11 月 21 日前来就诊。

自诉近期月经淋漓，而致精神疲乏，心烦躁。他医多治无效。

脉诊：左寸关洪数尺小，右三部沉小。

辨证：脾虚肝旺，血不归经。

治方：黄芪阿胶煎加味。

处方：黄芪 20g，茯苓 15g，白术 30g，砂仁 6g，海螵蛸 15g，麦冬 15g，五味子 10g，白芍 40g，当归 15g，生地黄 20g，女贞子 20g，阿胶珠（冲）15g，杜仲 15g，菟丝子 15g，连翘 15g，黄芩 10g，栀子 10g，地骨皮 15g，仙鹤草 30g，墨旱莲 15g。水煎服。

服用 5 剂，2011 年 11 月 26 日复诊，自诉经血淋漓已很少，精神也好转。依上方加血余炭 10g、荆芥炭 2g，再服 5 剂，以增强化瘀止血之力，恢复正常。

【按】《素问·阴阳别论》曰："阴虚阳搏谓之崩。"两例症虽程度不同，但皆阴脉不足，阳脉有余，脉数则内崩，血乃下流。前者六脉皆沉细左微数，为气阴虚而肝有伏火致月经血崩漏，为气不能摄血，脾虚不能统血而致。后者脉洪数为肝火旺，肝不能藏血，肺、脾、肾三脉沉小，已显示出气不能摄血，脾不能统血，或劳心过度心火偏旺，引动相火，迫经血妄行，导致月经过多或崩漏。两例方根据病情各以不同程度的补气，补中健脾，滋阴平肝，清降相火，为治气血之本，再加止血活血以治标，使病痊愈。

案例6：李某，女，26 岁，2014 年 7 月 21 日前来就诊。

因求孕前来，自诉左边有卵巢囊肿，并左边小腹痛，白带多，月经有块，腰痛。舌淡苔白。

脉诊：两寸浮数两关尺沉虚。

辨证：脾肾阳亏，寒湿瘀阻。

治方：五行补真汤加味。

处方：党参 18g，麦冬 15g，白芍 15g，枳实 12g，川厚朴 15g，云苓 30g，白术 20g，苍术 20g，土茯苓 30g，川芎 8g，当归 15g，益智仁 30g，肉桂 20g，小茴香 20g，乌药 30g，白芥子 15g，柴胡 10g，香附 12g，何首乌 25g，女贞子 15g，菟丝子 25g，桃仁 15g，杏仁 10g，紫石英 25g，细辛 8g，杜仲 15g，皂角刺 20g，乳香 8g，淫羊藿 25g，炙甘草 15g。水煎服，服药时加蜜、醋各 1 两。

服用 7 剂后，8 月 12 日前来复诊，高兴地说，服药后效果很好，白带没了，月经也没血块了，小腹不痛了，但还有些腰痛。脉诊两寸关浮缓两尺沉迟，关尺脉象虽较前有改进，但余湿仍存。依上方去何首乌，加山茱萸 25g，狗脊 15g，鹿角霜 15g，车前子 30g，土鳖虫 10g，以增强益肾扶阳活血祛腰痛化癥之力。继服 7 剂，服药时仍加蜜和醋，以巩固完善疗效。

案例 7：杨某，女，28 岁，2014 年 3 月 28 日前来就诊。

自诉经医院检查左侧有卵巢囊肿，小腹痛少胀，有白带，怕凉，大便少稀，舌淡苔厚腻。

脉诊：两寸关浮弦，两尺沉无。

辨证：脾肾阳亏，寒湿瘀阻。

治方：五行补真汤加味。

处方：党参 15g，麦冬 15g，当归 15g，牡丹皮 12g，紫石英 25g，云苓 30g，白术 30g，苍术 30g，白芥子 15g，桃仁 15g，杏仁 12g，益智仁 30g，小茴香 20g，肉桂 20g，淫羊藿 15g，乌药 30g，车前子 30g，木香 10g，黑芥炭 2g，柴胡 10g，香附 12g，断续 25g，女贞子 15g，菟丝子 20g，川牛膝 15g，泽兰 15g，皂角刺 20g，三棱 20g，莪术 20g，炮姜 20g，炙甘草 10g。水煎去渣后加蜜和醋各 1 两，分 3 次温服。

以上共依症加减水煎服 30 剂药，于 5 月 5 日前来报喜致谢，附件囊肿经医院检查消失，一切正常。

【按】妇科卵巢囊肿的主要病因是脾肾阳虚，白带多，寒湿积聚日久而成，中医称为癥瘕，多见于子宫肌瘤或卵巢囊肿，正是关尺脉弦、缓、沉无主寒湿主积聚所表现的脉象。肾阳是消除寒湿的动力，所以两例方中皆用肉桂、益智仁、小茴香、淫羊藿，大补命门相火，温冲任，益阳治阴，祛脾、肝、肾寒湿，化积聚。加乌药治腹痛，以四君加苍术、土茯苓、白芥子补气健脾，扶阳利湿祛白带，以麦冬、当归、白芍、何首乌、女贞子、菟丝子养血益阴固本，柴胡、香附、紫石英、细辛调肝气温通经络，杏仁开肺气，加以皂角刺、桃仁、莪术、三棱活血化瘀消癥瘕，方中用蜜和醋，有软化肿块，和化中有缓的作用。全方皆运用了五脏同调扶正消癥之法，使妇科重症得以痊愈。

案例 8：路某，女，47 岁，2014 年 7 月 28 日前来就诊。

自诉有阴道炎，灼热作痒，小便黄，舌尖边红苔白。

脉诊：两寸关滑数，两尺沉虚。

辨证：肝脾湿热下注。

治方：银翘解毒饮加减。

处方：麦冬 15g，天冬 15g，五味子 6g，白芍 15g，枳壳 10g，栀子 10g，木通 6g，当归 15g，云苓 15g，土茯苓 25g，苦参 10g，何首乌 15g，女贞子 15g，覆盆子 12g，连翘 20g，金银花 20g，蒲公英 20g，紫草 25g，车前草 25g，白鲜皮 15g，蛇床子 6g，地肤子 12g，甘草 15g。水煎服 5 剂，并每日外洗 2 次。

洗药：苦参 15g，白矾 10g，蛇床子 15g，川椒 10g，荆芥 10g。5 剂水煎去渣外洗。

【按】本症脉滑数为肝脾湿热下注阴部导致的妇科炎症，治方以银翘加土茯苓、蒲公英、紫草清热解毒，苦参、白鲜皮、蛇床子、地肤子、车前草等燥湿利湿止痒。以茯苓、甘草和中健脾，以二冬、当归、白芍、女贞子、覆盆子等养血益阴固本扶正。以内服加外洗清毒使病较快痊愈。

案例 9：赵某，女，32 岁，2012 年 6 月 24 日前来就诊。

6 月 9 日前来诉因怀孕服用药物，致胎儿畸形流产，愿服中药调治再求怀孕，觉体弱无力。脉诊两寸虚浮，两关尺沉无，舌淡苔白。辨证拟方服药。

前以证拟方用药 12 剂后，于 6 月 24 日前来复诊，诉服药后觉体力增强，舌质微红，外出带药继服。

脉诊：两寸关浮缓，两尺仍虚。

辨证：气阴两虚，寒湿瘀阻。

治方：十全大补合补阳助孕汤。

处方：黄芪 20g，人参 10g，麦冬 12g，五味子 6g，茯苓 30g，白术 20g，山药 25g，砂仁 6g，木香 9g，酒白芍 18g，当归 15g，山茱萸 15g，川续断 20g，熟地黄 25g，女贞子 15g，茺蔚子 15g，菟丝子 20g，杜仲 15g，川牛膝 20g，泽兰 15g，泽泻 15g，淫羊藿 15g，巴戟天 15g，干姜 15g，细辛 6g，紫石英 20g，肉桂 15g，附子 6g，川芎 8g，胎盘粉（冲服）6g。水煎服。

服用 6 剂，并带药方外出自服。次年赵女士和丈夫抱一女婴和一面锦旗前来致谢，才知用药后怀孕生子，且婴儿健壮。

案例 10：张某，女，34 岁，2012 年 4 月 7 日前来就诊。

因体质素弱，自诉结婚多年，怀孕后多次滑胎致不孕，久治无效，前来求治舌淡暗。拟方服药，经 2 个月调治，觉身体有力，脉诊六脉生，孕育有了生机，仍依方继服。

脉诊：两寸微浮，两关尺沉无。

辨证：气血大亏，阴阳虚衰。

治方：十全大补合补阳助孕汤。

处方：黄芪 15g，人参 15g，柏子仁 8g，天冬 15g，酒白芍 12g，川芎 8g，当归 15g，生、熟地黄各 30g，炙甘草 20g，白术 20g，山茱萸 15g，川牛膝 15g，紫石英 30g，杜仲 18g，川厚朴 15g，干姜 15g，细辛 6g，海螵蛸 25g，肉苁蓉 30g，鹿角霜 15g，香附 12g，大枣 6 枚，胎盘粉（冲服）6g。水煎服。

水煎服 5 剂。依上每月月经后服 15 剂药，共加减水煎服 2 个月，报来喜讯，已怀孕。

【按】不孕症因颇多，总以虚寒者为多。此两例关尺部脉象皆虚无，显示了肾经无精血以助生育功能，又得不到脾肝经的滋养，处于寒湿之中。正如医家傅青主说："夫寒冰之地不生草木，重阴之渊，不长鱼龙。"虚为气血之虚，寒为元阳之亏。又肝藏血，主条达，所以肝、脾、肾是影响生育的主要原因。以上两例皆以五脏补养气血中重调补脾、肾阳气的孕育根本。方中人参、黄芪能补气兴元气以化血，肉桂、附子协诸阳药从少阴、厥阴以化阳暖胞胎，白术、姜、砂仁、海螵蛸以强脾胃中气祛寒化湿，当归、白芍、熟地黄以滋冲任，再用山茱萸、川续断、女贞子、菟丝子以补肝肾益肾精，茺蔚子、细辛以活通胞胎，紫石英入肝温血暖子宫，胎盘粉入肝肾更以胞养胞，使不孕之症回春生子矣。

八、胆囊病

案例 1：张某，男，75 岁，2011 年 5 月 24 日前来就诊。

自诉胆囊炎多年，致右肋及后背右侧感不适，肚腹少胀，逆气，大便少稀，舌暗红苔白厚。

脉诊：两寸关脉弦尺沉小。

辨证：肝脾湿热瘀滞。

治方：柴胡四逆散加味。

处方：柴胡 10g，枳实 12g，厚朴 15g，白芍 20g，炙甘草 6g，云苓 20g，白术 10g，苍术 20g，鸡内金 15g，金钱草 45g，蚕沙 25g，半夏 15g，白芥子 10g，陈皮 10g，当归 15g，土茯苓 25g，大腹皮 15g，槟榔 10g，防风 12g，炮姜 15g，补骨脂 15g，附子 6g，麦冬 12g，熟地黄 20g，菟丝子 20g，莪术 15g。水煎服。

加减服用 20 多剂，病愈。

案例 2：王某，女，52 岁，2017 年 2 月 15 日前来就诊。

因右胁胀痛，并腹部有些胀，经医院检查胆上有息肉，求中医治疗。

脉诊：左寸关沉数滑尺无，右寸沉小关尺沉细。

辨证：肝胆湿热瘀滞，脾肾阳虚。

治方：柴胡四逆散加味。

处方：党参 15g，柴胡 10g，白芍 12g，枳实 10g，厚朴 15g，炙甘草 12g，茯苓 30g，苍术 20g，砂仁 10g，香附 12g，当归 20g，金钱草 30g，鸡内金 30g，海螵蛸 15g，炮姜 25g，半夏 20g，僵蚕 15g，陈皮 10g，乌药 15g，女贞子 15g，菟丝子 20g，益智仁 25g，肉桂 15g，附子 15g，大腹皮 10g，丁香 6g，黄芩 10g，淫羊藿 15g，车前子 30g，莪术 25g，土鳖虫 15g。水煎服。

以上水煎服 20 剂，肋部胀痛逐步好转，经检查胆息肉消除痊愈。

【按】以上两例胆病，前者脉弦为脾胃湿邪侵袭所致胆囊炎，后者脉沉滑数为湿热聚于肝胆，更重于前者而形成胆息肉。皆为肝胆疏泄功能受阻，而致右胁腹部不适，所治疗方中用柴胡四逆散加金钱草、鸡内金，以疏利肝胆湿热，鸡内金不但健胃消食，且有活血化坚之力。加苍术、砂仁、蚕沙、半夏、车前子等以健脾燥湿利湿，四逆汤温阳化湿，女贞子、菟丝子、补骨脂、淫羊藿等以增强脾肾气血功能以助化湿之力，诸症愈。

九、慢性肾小球肾炎

案例 1：邱某，女，72 岁，2013 年 8 月 18 日前来就诊。

自诉 4 个月前因腰两边酸痛，下午脚趾肿，到医院检查，发现尿蛋白（＋），红细胞（＋），肌酐 114μmol/L，尿酸 275g/mol，血压 150/80mmHg。前来求中药治疗。

脉诊：左寸沉关浮数尺沉小数，右三部沉弦。

辨证：气阴两虚，湿热瘀阻。

治方：黄芪玉屏散合小蓟饮子加减。

处方：黄芪 25g，玉竹 20g，云苓 15g，白术 30g，防风 12g，薏苡仁

30g，白茅根 30g，女贞子 12g，覆盆子 10g，益母草 30g，石决明 20g，怀牛膝 20g，炮姜 6g，杜仲 12g，麦冬 12g，墨旱莲 15g，大、小蓟各 30g，金钱草 15g，滑石 20g，丹参 25g，泽泻 15g。水煎服。

水煎服 5 剂后，8 月 25 日复诊无大改进，再继服，依上加减拟方。

处方：黄芪 20g，麦冬 12g，五味子 6g，玉竹 20g，云苓 15g，白术 20g，土茯苓 25g，芡实 15g，连翘 20g，防风 12g，女贞子 12g，覆盆子 10g，益母草 30g，钩藤 15g，牡丹皮 10g，金钱草 15g，大、小蓟各 30g，滑石 15g，猪苓 9g，车前子 15g，怀牛膝 20g，杜仲 10g，炮姜 6g，甘草 10g。水煎服。

水煎服 5 剂，9 月 4 日复诊诉，服上方 10 剂后，到医院检查尿酸 260g/mol，肌酐正常，红细胞（0），尿蛋白（±）。肾炎基本消除。因血压仍 150/80mmHg，为巩固疗效又继服 5 剂，依上加牡丹皮 15g、白花蛇舌草 30g、生蒲黄 10g、金樱子 15g、三七 6g、肉桂 2g。以增强清利湿热，活血摄精之力。

水煎服 5 剂，共煎服 15 剂病愈。

案例 2：吕某，女，73 岁，2014 年 2 月 20 日前来就诊。

自诉经医检为肾炎病，尿蛋白（++），潜血（++++），尿酸 409g/mol，血压 140/70mmHg。前来求中医治疗。

脉诊：左寸关浮数有力尺沉细数，右寸关浮弦尺无。

辨证：肝肾阴虚，湿热瘀滞。

治方：五行补真汤合小蓟饮子加减。

处方：党参 15g，麦冬 15g，五味子 9g，玉竹 20g，赤芍 15g，枳实 12g，白术 20g，防风 12g，芡实 20g，白茅根 30g，益母草 20g，女贞子 15g，覆盆子 10g，金樱子 15g，生地黄炭 10g，黄柏 3g，知母 15g，肉桂 2g，土茯苓 20g，川连 5g，当归 15g，连翘 15g，生蒲黄 10g，大、小蓟各 60g，石苇 15g，远志 6g，丹参 25g，土鳖虫 10g。水煎服。

水煎服 3 剂。又继服 7 剂后 3 月 12 日复诊，为检查疗效，经医院检查，潜血仍（++++），尿蛋白消除（0），尿酸 412g/mol，血压

120/70mmHg，脉诊仍同上。再拟治方以消红细胞为主。

处方：党参 15g，麦冬 20g，天冬 20g，五味子 9g，赤芍 20g，云苓 15g，白术 20g，防风 12g，芡实 20g，枳实 12g，当归 15g，女贞子 12g，覆盆子 10g，连翘 25g，金银花 15g，白茅根 50g，石决明 30g，水牛角 30g，土茯苓 30g，贝母 12g，生蒲黄 10g，墨旱莲 20g，大、小蓟各 60g，血余炭 10g，猪苓 10g，石韦 20g，丹参 20g，土鳖虫 10g。水煎服。

4 月 12 日复诊，以上加减服药 15 剂后经医院检查尿蛋白仍（0），红细胞还有（++），尿酸 306g/mol，病者高兴再以继服拟方。

处方：党参 15g，麦冬 20g，天冬 18g，五味子 10g，莲子须 10g，赤、白芍各 30g，云苓 20g，生白术 20g，防风 12g，枳实 12g，芡实 15g，白茅根 50g，当归 20g，连翘 20g，生蒲黄 10g，益母草 15g，女贞子 12g，覆盆子 10g，墨旱莲 20g，磁石 30g，土茯苓 30g，水牛角 30g，白花蛇舌草 30g，大、小蓟各 30g，茵陈 25g，苦参 12g，血余炭 30g，黄柏炭 2g，石韦 20g，丹参 25g，土鳖虫 10g。水煎服。

5 月 15 日复诊，以上加减继服又 15 剂后再到医院检查，红细胞（±），其他正常，病者愿依方再继服几剂巩固疗效，后痊愈。

案例 3：李某，男，25 岁。

慢性肾炎，浮肿 1 年半，医院检查蛋白（+++），红细胞（+++），管型（2～4），肌酐 122μmol/L，舌淡紫苔白。

脉诊：两寸关虚濡左尺沉细数，右尺沉虚。

辨证：气阴两虚，脾肾阳亏水湿瘀滞。

治方：济生肾气合防己黄芪汤。

处方：肉桂、山药、生熟地黄各 15g，附子、山茱萸、泽泻、牡丹皮、怀牛膝、苍术各 10g，砂仁 6g，汉防己 20g，黄芪 20g，益母草 30g，赤茯苓 30g。水煎服。

水煎服 10 剂后又拟方。

处方：黄芪 30g，附子 10g，白术 10g，山茱萸 10g，芡实 10g，金樱子 10g，牡丹皮 10g，巴戟天 10g，酒大黄 4g，熟地黄 15g，六月雪 15g，防己15g，后又加菟丝子、淫羊藿、瞿麦、薏苡仁、五倍子、三七粉等，以增强补气益肾强精、利湿活血止血之力。先后共服85剂，症状全消。

【按】慢性肾炎是由多种原因致湿热内蕴而引起的一种免疫性疾病，损伤脾肾气阴，一是致脾虚运化无能，二是致肾虚关摄不利。同时与心、肺、肝都有直接关系，肺气虚则不能摄精，心肝之火，火则下承，也正是需要五脏同调规律的重要性。在尿常规检查中有不同程度的蛋白尿，红细胞以及管型者，多数患者在临床上可出现腰酸、疲乏、水肿、高血压及肾功能损害。

慢性肾炎属中医"水肿""虚劳""腰痛""眩晕""尿血"等病，与肺、脾、肾三脏有密切关系，同时与三焦、膀胱也有关系。

慢性肾炎以虚实两面相兼：①虚的一面有气血虚、阴阳虚、脾肾虚。②实的一面有痰饮、瘀血、湿热。其中湿热是最基本的病理因素。尿液混浊是湿热的显著标志，因而每个阶段都有尿液变化的蛋白尿、红细胞增多，并常出现管型等。

治疗慢性肾炎有六法：①反复浮肿者，治疗要注意护阳气，阳气一衰，则百药难施。因湿热内蕴损伤了脾气的传输水湿与肾气的开阖功能，治疗用附子（30～60g）理苓汤和济生肾气丸加减，或佐以防己黄芪汤通利水道。轻者可用附子（3～5g）。②尿蛋白与管型者，治疗重点在加强脾气的摄取精微与肾气的封固功能，兼佐滋阴，当以四君汤六味地黄丸加减，酌加莲子须、芡实涩敛，薏苡根、石韦、大蓟根清化湿热，黄芪、金樱子益气收摄，管型不消加白茅根通利小便。③尿中白细胞多者，采用知柏地黄丸加连翘、忍冬藤、蒲公英、白花蛇舌草。肾阳虚明显者加制附片3～5g，酌加黄芪和金银花。④尿中红细胞多者，以小蓟饮子加贯众炭、仙鹤草、藕节、生蒲黄、血余炭、益母草活血止血。⑤肾性高血压与原发性高血压不同，治疗是一大难题，以建瓴汤（生山药30g，牛膝30g，生代赭石30g，生龙骨20g，生牡蛎20g，白芍18g，生地黄20g）加减，并加大益母草杜仲或丹参、茺蔚子、桃仁、红花等活血化瘀之品。⑥血尿：一为阴虚火旺迫血妄行，可用知柏地黄汤、猪苓汤、小蓟饮子、导赤散等。二为脾肾两亏，血失固摄，可用归脾汤、补中益气汤。三有感冒风热者，可清上治下，以疏散风热之银蒲玄麦甘桔汤治之。以上六者为治慢性肾炎主要事项，具体还要根据四诊辨证全面考虑。

【按】从以上三例肾炎的脉象分析，皆为左尺（肾）脉沉小、细中见数。沉小、细为肾虚有湿热，数为虚中有炎，是中医脉诊辨证的依据。关于病情各方面指数的轻重情况，还要依现代医学检查做辨证分析，体现中西医结合的优越性。第一例为气阴两虚，第二例为肝肾阴虚，同为湿热内蕴证。首以养血益阴清心益肾为根本。再选取治法中的②法，以加强脾肺摄取精微与肾气的封固功能。第二例因病重更加芡实、土茯苓等以健脾祛湿排毒，消除尿蛋白增强摄纳功能。这也说明了肺、脾、肾三者的功能与密切关系。在消除肾炎潜血方面用④法中的小蓟饮子以蒲黄、金银花、连翘、白花蛇舌草、水牛角、血余炭、黄柏炭、益母草活血凉血止血。第三例为脾肾阳虚而致水湿瘀滞。选用了济生肾气和黄芪、附子、白术、苍术、芡实、防己以温阳利水消浮肿，固肾摄精。再以赤茯苓、益母草、六月雪、三七活血凉血止血，消除红细胞，使病痊愈。总之以上三例虽用药不同，但总体治疗原则补气扶阳健脾，滋肾养阴、清热、利湿、凉血、活血、祛瘀、止血，以治疗各病。精细辨证抓住这些要点，是治好肾炎病的关键。

十、肾炎、尿毒症

治尿毒症验方：冬虫夏草 80～90g，真牛黄 2g，松贝母 100g，胎盘 220g，蛤蚧 4 对，大蜈蚣 60 条，车前子 60g，三七 80g，由此八味药制成蜜丸。

肾阳虚，浊阴上逆者，加鹿角胶 60g、姜半夏 60g；严重水肿者以附子大黄汤送服；头痛高血压，以茺蔚子、连翘、生牡蛎汤送服；食欲不佳，以谷芽、麦芽汤送服。

治肾炎验方：上八味药加黄柏炭 40g，制成蜜丸，也可白茅根煎水送服。

案例：某女，19 岁，2012 年 8 月 5 日前来就诊。

高中学生，慢性肾炎已 2 年，医检潜血（++），尿蛋白（++）。他医治无效，前来就诊，苔少白。

脉诊：两寸浮短数左关尺沉小数，右关尺沉无。

辨证：肝肾虚，湿热瘀滞。

因在校读书不便服用汤剂，将验方制丸服用。

共细末蜜丸日 2 次，服药 1 个多月，经医检尿蛋白（0），潜血（±）。本方治疗肾炎效果更为显著。

【按】尿毒症的原因有原发性、继发性和遗传性肾脏病三类。原发性由肺受寒邪不愈，相传于肾，由肾阳虚弱，肾机功能受损而致。肾衰不能制水，也不能温煦脾胃，脾阻塞水气散而溢于肌肤，致水肿等症；继发性发于全身疾病的肾损害，由慢性肾炎、糖尿病、高血压性肾损害及狼疮性肾炎等传变而致；另遗传性由肾炎和肾脏病引起。

以上三类原因皆可导致肾机功能受到严重受损，不能进行新陈代谢，导致废物和毒素在体内积聚，同时，累及五脏，相继出现纳食差、恶心、呕吐、贫血、出血、高血压、劳力性呼吸困难、心力衰竭等症。

尿毒症是急慢性肾衰竭的晚期阶段，肾脏功能紊乱，不能分泌身体所需要的激素和物质，也不能排泄体内多余的水分、无机物和代谢废物。致身体所需要的物质也无法生成，即中医学所说的阴阳生发功能衰退，随后出现的一系列症状，即为尿毒症。

尿毒症的临床表现如下。

神经系统：此为主要症状，早期可出现头昏、头痛、乏力、理解力及记忆力减退，随着病情加重可出现烦躁不安、肌肉颤动、抽搐，最后致表情淡漠，嗜睡甚至昏迷。

消化系统：早期可出现食欲不振或消化不良，病情加重可出现恶心呕吐或腹泻，如胃肠炎和小溃疡或肠道出血等，或与中枢神经有关。

心血管系统：由于肾性高血压、酸中毒、高钾血症、水钠潴留、贫血及毒性物质等作用，致慢性肾功能衰竭，可发生心力衰竭、心律失常和心肌受损。

呼吸系统：由于酸中毒可致呼吸慢而深，重者呼出的气体有尿味，严重者可出现肺水肿、纤维素性胸膜炎或肺钙化等病变，这些症状与心力衰竭，贫血、水钠潴留等因素有关。

皮肤症状：皮肤燥痒或皮肤干燥、脱屑并呈现黄褐色。

物质代谢障碍：糖耐量降低，负氮平衡，高脂血症等。

【按】从上论中可知尿毒症的产生、病机病理及症状。本病为肾衰竭的晚期阶段，与肺脾和心肝都有着密切关系。在治疗上一般可选用黄芪、人参、冬虫夏草以扶正固本。附子、肉桂、淫羊藿、巴戟天、鹿角霜、菟丝子、干姜以温阳健肾。脾虚者选用党参、白术、山药、薏苡仁。肾阴虚者选用生地黄、龟甲、枸杞子、女贞子、墨旱莲、黄精。蛋白增高者选用益智仁、芡实、金樱子，并加连翘、漏芦、鱼腥草、白花蛇舌草、土鳖虫等。血压高者加桑寄生、生地龙、石决明等。尿少短涩者加沉香、车前子等。血胆固醇高者加山楂、泽泻。以熟附子、黄连、大黄、姜半夏、川厚朴、牵牛子、泽泻温肾降浊。非蛋白氮、肌酐升高者加生大黄、牡丹皮、六月雪、生牡蛎。以桃仁、红花、当归、怀牛膝、益母草等活血化瘀，推陈出新，改善肾血流量，降低尿素氮、血肌酐，纠正酸中毒等，可明显改善临床症状，提高机体免疫功能。

上面治尿毒症验方，为世医传验方（不完全），经多年临床研讨配制成方。笔者曾用本方治一尿毒症病危的病人，经服本药后又恢复如常人能行动。本方对肾衰病有很好的扶正滋养强壮肾脏功能并解毒活血，而增强再生功能，疗效显著。此方不但能治肾炎，而且可用于治疗尿毒症。因本方药价贵，笔者接触的病例少，因此验例很少，本方以增强肺、脾、肾脏功能恢复的强效，如配合现代医学的透析对症疗法更好，但在透析期间不要服用，以防止药效随透析流失。尤对青年病轻者更能有益恢复肾脏功能的健康，以减少换肾带来的负担。对家传秘方的传承是每个医者的责任，笔者将治肾良方献于医界以济世救难。

十一、糖尿病

案例 1：李某，女，69 岁，2007 年 5 月 28 日前来就诊。

自诉糖尿病多年，早饭前 8mmol/L，饭后 9mmol/L，并头晕，口干，睡眠差，大便干，求中药治疗，舌尖边红无苔。

脉诊：左寸关浮洪数尺无，右寸关浮数尺虚。

辨证：阴虚内热。

治方：补阴汤加减。

处方：太子参 15g，沙参 30g，麦冬 15g，五味子 9g，白芍 15g，生、熟地黄各 30g，山茱萸 10g，黄连 6g，知母 25g，天花粉 20g，山药 25g，苍术 9g，黄芩 10g，竹茹 15g，龙胆草 10g，五倍子 3g。水煎服。

水煎服 5 剂，7 月 12 日前来复诊诉服上药后血糖检测早饭前 6mmol/L，他症也有所好转，效果良好。后因服药物（具体不详），血糖又升到 7mmol/L，因此又来求服中药。

处方：太子参 15g，沙参 30g，麦冬 15g，五味子 10g，白芍 15g，生、熟地黄各 30g，山茱萸 10g，天花粉 20g，黄精 20g，山药 30g，苍术 8g，黄连 6g，知母 25g，苦参 9g，火麻仁 10g，竹茹 15g，龙胆草 8g，黄芩 10g，五倍子 3g，金樱子 12g。水煎服。

又水煎服 5 剂后，血糖恢复正常。他症也好转。

案例 2：菅某，男，52 岁，2013 年 5 月 2 日前来就诊。

自诉糖尿病早饭前 11mmol/L，饭后 13mmol/L 左右，致全身精力不足，腰痛，求中药调治。

脉诊：左寸虚浮关尺短小，右寸关沉弦尺无。

辨证：气阴两虚，湿热内阻。

治方：参附汤加味。

处方：党参 30g，麦冬 15g，五味子 10g，牡丹皮 10g，川芎 8g，当归 15g，山茱萸 25g，女贞子 15g，菟丝子 20g，茯苓 15g，山药 25g，苍术 12g，杜仲 15g，枸杞 15g，巴戟天 15g，附子 6g，肉桂 6g，泽泻 15g，丹参 20g，葛根 25g，乳香 8g，黄连 8g。水煎服。

水煎服 5 剂后空腹血糖降至 9mmol/L 左右，其体力、精神也好转，依上方又加人参、桑螵蛸、苏木等以增强补肾固精活血之力，又继服至血糖降至 7mmol/L，停药。

案例 3：王某，男，63 岁，2014 年 11 月 24 日前来就诊。

自诉糖尿病已 3 年，血糖近来一直在早饭前 12mmol/L，饭后 13mmol/L，体无力，口不干，求中药治疗，舌暗苔白。

脉诊：两寸虚浮左关尺沉小，右关尺沉弦。

辨证：脾肾阴阳两虚，湿热瘀阻。

治方：生脉饮合右归饮加减。

处方：党参 50g，麦冬 18g，玉竹 15g，五味子 6g，白芍 18g，枳实 12g，黄连 10g，知母 18g，当归 15g，山茱萸 15g，生、熟地黄各 24g，菟丝子 25g，白术 15g，苍术 15g，山药 15g，芡实 15g，薏苡仁 15g，木香 10g，炙甘草 15g，肉桂 10g，附子 8g，淫羊藿 20g，泽泻 20g，葛根 20g，丹参 30g。水煎服。

以上水煎服 10 剂后 12 月 6 日复诊，空腹血糖降至 7.5mmol/L，饭后 9mmol/L。

处方：生晒参 10g，党参 30g，麦冬 18g，玉竹 15g，五味子 6g，白芍 18g，枳实 12g，黄连 10g，知母 18g，当归 15g，苍术 15g，山药 30g，芡实 30g，木香 10g，山茱萸 15g，生地黄 25g，女贞子 15g，金樱子 15g，覆盆子 15g，肉桂 10g，桑螵蛸 10g，附子 8g，淫羊藿 15g，鹿角霜 10g，泽泻 20g，葛根 15g，丹参 30g，炙甘草 10g。水煎服 7 剂。

12 月 20 日复诊诉服上药后血糖维持在早餐前 7mmol/L，餐后 9mmol/L，体力好转，为巩固疗效和经济方便，配散药冲服：生晒参 30g，麦冬 25g，玉竹 25g，白芍 25g，黄连 20g，云苓 15g，覆盆子 30g，金樱子 25g，龟胶 40g，鹿胶 40g，肉桂 20g，附子 20g，丹参 30g，三七 30g。

共研细末，每次服 6g，日 2 次，经服药后疗效仍同上，以后配散药以巩固疗效，并加入鹿茸粉以增强益阳固精之力。

【按】糖尿病在现代医学是以高血糖为特征的机能内分泌代谢性疾病，因胰岛素绝对或相对分泌不足或胰岛素利用障碍引起的碳水化合物、蛋白质、脂肪代谢紊乱性疾病，高血糖为主要标志。糖尿病病久可导致心脑血管疾病、失明、截肢、肾功能衰竭和心力衰竭，严重者可致死亡。

中医学所谓"消渴病"，有上（肺）、中（胃）、下（肾）三消之分，以多饮、多食、多尿、身体逐渐消瘦为典型症状，以阴虚内热耗气为基本病机。

其发病机制以肾为根本，肾为先天之本，寓元阴元阳，主藏精，阴亏则火上犯心肺，肺热伤津，故烦渴多饮，当用黄芩、麦冬、栀子、天花粉、生地黄、人参、当归、干葛等。中灼脾胃，则胃热炽盛多食，常用人参、石膏、知母、熟地黄、白术、茯苓、葛根、薏苡仁、鸡内金等。肾失濡养，阴阳失调，开阖固摄无权，则水谷精微直趋下泄，随小便排出，故尿多甜味，常用生、熟地黄、天冬、山茱萸、黄柏、知母、黄连、山栀、天花粉等以补肾阴。以人参、白术、肉桂、附子、桑螵蛸、覆盆子、巴戟天、鹿茸等补肾阳，以症选用。

现代医学将本病分为1型糖尿病和2型糖尿病。中医学则将糖尿病分为四个常见类型，即气阴两虚型、阴虚内热型、阴阳两虚型、气虚血瘀型。现代医家治疗本病立出降糖方，依此加减可治疗各类型糖尿病。

降糖方：黄芪30g，苍术15g，山药15g，天冬15g，生地黄30g，山茱萸15g，玄参15g，菟丝子20g，葛根15g，丹参30g。水煎服。

方义：黄芪、苍术、山药以益气健脾祛湿，降尿糖又能降血糖。生地黄、山茱萸、玄参、天冬以益阴降血糖。菟丝子以固肾精。葛根、丹参以通活血脉降血糖。无论上消、中消，还是下消，都急以补肾为主，本方以菟丝子补肾填精益髓，阴阳双补，阴气充精血复，病必自愈，并依方加减。

右寸肺脉浮实者去黄芪加天冬，左寸心脉沉虚者加人参，右关脾脉沉虚者加党参。

尿糖不降：加黄芪、生地黄、玄参、苍术并天花粉或乌梅。

血糖不降：重用丹参、葛根、生地黄并党参、石膏、知母和玉竹。

口渴：舌红苔黄脉细去黄芪、菟丝子、山茱萸，加生石膏、知母、石斛、天花粉等。

小便频数：加益智仁、覆盆子。

失眠：加何首乌、女贞子。

心悸：加远志、菖蒲、龙骨、牡蛎。

肢体萎软无力：加桑寄生、狗脊。

【按】以上三病例，第一例寸关脉象洪数，尺脉虚无，体现了糖尿病的根源是肾虚引起的阴虚火旺。用补阴汤加减治疗，以益五阴、强肾精、祛湿热，五脏安和得愈。补气用太子参（有条件可用西洋参）。第二例和第三例寸脉象皆虚浮，为气虚。右关（脾）脉皆弦，为脾湿。尺脉（肾）皆虚小，为湿热内阻、肾中阴阳俱亏引起的糖尿病。治疗首以参附汤补气扶阳，再配他药以健脾强肾益精，加以清热利湿活通血脉。因气为血帅，气能周布全身，故第三例重用党参能补中健脾降血糖，人参不但补肺气健脾，更能入肾强元气而摄精，使阳兴阴藏，阴阳平衡则病愈。

十二、痹证

案例 1：马某，女，42 岁，2012 年 8 月 12 日前来就诊。

因腰痛由丈夫搀扶前来，自诉经医院检查为脊柱退行性病变，胸椎、腰椎和骶椎都有不同程度的增生及腰椎间盘突出，疼痛不能行动。求中药治疗，舌苔白。

脉诊：两寸关弦紧，两尺沉虚无。

辨证：气阴亏虚寒湿瘀滞，筋骨失养。

治方：四君汤合右归饮加味。

处方：红参 20g，麦冬 10g，五味子 6g，当归 15g，茯苓 25g，焦白术 30g，炙甘草 15g，干姜 20g，薏苡仁（炒）30g，杜仲（炒）30g，小茴香 15g，山茱萸 20g，熟地黄 20g，菟丝子 25g，鹿角胶（化）10g，白芥子 15g，狗脊 15g，淫羊藿 30g，川牛膝 20g，防风 12g，独活 12g，细辛 6g，僵蚕 20g，乌梢蛇 15g，肉桂 15g，制附子（先煎）10g，川椒 12g。水煎服 7 剂。

8 月 20 日复诊诉，服药后疼痛皆消，并能自己行走，只有腰骶部和左骨股部有酸沉无力感，愿配丸药以巩固，遂以自研制的常用"强肾活络健骨丸"方以配制：人参 40g，龟胶 60g，鹿胶 60g，山茱萸 30g，覆盆子 30g，狗脊 30g，制附子 35g，僵蚕 40g，乌梢蛇 40g，蜈蚣 40 条，土鳖虫 40g，全蝎 50g。各焙干，研细末蜜丸，日 2 次服。

1 个月后回访，病愈。

【按】本例从脉象分析为气阴两虚，肾中阴阳虚衰，致筋骨失养。弦紧为寒湿侵袭筋骨而致的腰脊诸病，并病情疼痛严重。虚则生寒生湿，致筋骨瘀滞成痛痹，本方重用红参、四君加薏苡仁，和四逆汤、麻黄细辛汤等，健脾扶阳补元气祛寒湿，以右归饮和狗脊、淫羊藿等以养血强肝肾坚筋骨，牛膝、独活、防风以引经祛风，白芥子为祛顽痰止痛要药，更配合虫药以通络活血祛瘀止痛，使严重的腰痛诸症 7 剂药得愈。为方便病者和巩固疗效，以自制丸药服用，也是笔者治疗腰椎间盘突出的常用方，效果良好。

案例 2：陈某，男，48 岁，2013 年 11 月 3 日前来就诊。

某单位会计，自诉两腿膝盖疼痛，行走并有响声，只能站立不能蹲下，经医院检查为膝"半月板"（筋膜）损伤，求中药治疗，舌尖紫红，苔白。

脉诊：左寸浮关尺沉细，右寸浮关弦尺沉小。

辨证：肝肾阴阳亏虚，筋骨失养。

治方：八珍汤加味。

处方：党参 15g，云苓 15g，焦白术 20g，炙甘草 10g，当归 15g，酒赤芍 12g，川芎 8g，山茱萸 25g，熟地黄 25g，菟丝子 20g，杜仲（炒）20g，川牛膝 15g，川续断 20g，木瓜 15g，威灵仙 18g，乳香 8g，肉桂 10g，巴戟天 15g，泽泻 15g。水煎服 5 剂。

11 月 9 日复诊诉服药后还有少痛，下蹲吃力，又依方继服 5 剂后，告愈。

　　【按】本例为腿膝关节病，肝主筋，肾主骨。在脉象上弦、细、沉小显示出脾肝肾虚弱而致寒湿侵袭筋骨出现的膝盖半月板损伤，治方在补气血中重加山茱萸、川续断、菟丝子、杜仲以养肝肾强筋骨，肉桂、巴戟天以扶阳，木瓜利湿舒筋，牛膝、威灵仙、乳香以活血祛瘀生新，使病痊愈。

　　案例 3：李某，男，68 岁，2013 年 9 月 6 日前来就诊。

　　自诉两脚跟痛，步行更痛求中药治疗，舌淡苔白。

　　脉诊：左寸关浮弦尺小，右寸浮关缓尺沉细。

　　辨证：脾肾寒湿，筋骨失养。

　　治方：独活寄生汤加减。

　　处方：党参 15g，云苓 15g，焦白术 25g，炮姜 15g，当归 15g，桑寄生 25g，山茱萸 20g，女贞子 15g，菟丝子 25g，川牛膝 15g，防风 12g，独活 12g，木瓜 15g，萆薢 15g，细辛 6g，淫羊藿 25g，肉桂 12g，制附子 3g，制川乌 3g，威灵仙 20g，乳香 8g。水煎服 5 剂后不痛了，患者大喜，又继服 3 剂巩固疗效。

　　【按】本例属脚跟骨质增生，脉象上的弦、缓、沉细同属脾肝肾亏虚，寒湿瘀滞致骨质增生。故方以补气血益肝肾强其本，并重加淫羊藿、肉桂、附子、萆薢以扶阳祛寒湿，制川乌引药直达病所，威灵仙、木瓜以消除骨刺，此法屡用屡验。

　　案例 4：谢某，男，59 岁，2013 年 11 月 1 日前来就诊。

　　自诉腰少酸痛，右腿下外侧阵阵酸痛严重 1 个多月，他医治疗无效，前来求诊，苔白暗。

　　脉诊：六脉浮弦兼滑尺小。

　　辨证：肝肾阴阳两虚，脾虚加风寒外袭。

　　治方：芪附汤合独活寄生汤加味。

　　处方：黄芪 15g，云苓 20g，白术 30g，薏苡仁（炒）30g，炮姜 15g，酒赤芍 20g，当归 15g，山茱萸 20g，熟地黄 20g，桑寄生 20g，菟丝子 25g，杜仲（炒）15g，川牛膝 15g，肉桂 10g，制附子（先煎）10g，鹿角霜 15g，木瓜 15g，淫羊藿 20g，防风 12g，羌活 10g，独活 10g，白芥子 15g，威灵仙 25g，麻黄 6g，细辛 6g，乌蛇 15g，土鳖虫 8g，乳香 8g，泽泻 15g。水煎服 4 剂。11 月 7 日复诊诉酸痛全消失，只有大腿部还少有酸麻，又继服 3 剂以巩固。

【按】痹证皆由风寒湿气或湿热入于人体肌表经络，气血经脉阻滞不畅，引起的筋骨、关节、肌肉等处的痛、麻、肿等症。《素问·痹论》："风寒湿气三气杂至，合而为痹也。其风胜者为行痹，寒气胜者为痛痹，湿气胜者为着痹。"又依据邪入部位不同，把病分为五痹，即骨痹、筋痹、脉痹、肌痹、皮痹。另外，热痹表现为关节疼痛，局部灼热红肿等，兼口渴，舌苔黄，脉滑数。治疗以热胜、风胜、湿胜辨别类型，以白虎加桂枝汤加减，选用黄柏、知母、黄芩、苍术、薏苡仁、滑石、防己、忍冬藤等。在临床中以寒痹为多，在治疗上要抓住两个关键，即先调阴阳强气血，再以祛风活络。因气血在筋骨关节空虚之处，即外邪侵袭之地。又筋骨痛皆主以肝肾，其中肾虚为重点，以滋养真阴，温补真阳为主，使整体气血强盛，再以祛风活血通络为治痹之法。本节前三例为骨痹，第四例脉浮弦滑，为气阴两虚，而致风寒湿外袭腿外侧（属足太阳经）而致的肌痹，故加用了麻黄附子细辛汤等以祛风胜寒湿。在补气血，强肝肾益精坚筋骨，祛风活络中又加用了虫药以祛风活血通络，是治疗各种严重痛痹和骨质增生，腰椎间盘突出的佳效疗法。

十三、肿瘤

案例 1：刘某，女，66 岁，2013 年 9 月 21 日前来就诊。

自诉左腋下有多个淋巴结结核并有几个连接到乳部，大小不一，时而刺痛。大便秘、小便黄热痛。现代医学治疗无效，求中医治疗，舌红，苔白厚腻带黄，口少干。

脉诊：两寸关浮数右弦滑，两尺虚无。

辨证：阴虚火盛，痰火积聚。

治方：慈菇海藻汤加味。

处方：①沙参 20g，麦冬 20g，赤芍 25g，夏枯草 20g，枳壳 12g，当归 15g，黄精 30g，土茯苓 30g，连翘 25g，川楝子 15g，栀子 10g，生地黄 25g，女贞子 15g，菟丝子 20g，锁阳 30g，牡蛎 30g，浙贝母 12g，清半夏 15g，陈皮 12g，山慈菇 15g，海浮石 12g，僵蚕 20g，海藻 30g，莪术 30g，三棱 30g，乳香 8g，没药 8g。水煎服。

②结核散：蜈蚣 30 条，全蝎 100g，白芥子 15g，共研细末，分成 30 包，每包分 2 份，各装 1 个鸡蛋搅匀，蒸熟后吃鸡蛋，每日早晚分 2 次服。

③以雄黄、明矾、枯矾各等份，加入凡士林膏，调涂患处。

以上三方配合服用治疗。半个月后复诊，诉结节处痛轻了，小便仍有热痛，依上加夏枯草为 30g、金银花 18g、车前子 15g，水煎服。

10 月 21 日复诊，诉腋下结核变软，小便不痛了，又依上加贝母 20g，海藻 20g，昆布 20g，桃仁 15g，水煎服，以增加化痰软坚之力。

11 月 1 日复诊，诉结核变小，服至 2 个月结核全消痊愈，患者以致感谢。

【按】本例脉象两寸关浮数弦滑尺虚无，为阴虚内热心肝火炽，脾肺痰火积结而形成的淋巴结节，属于中医的瘰疬，得病缓慢，治疗期也较长，如治疗保养不当，也有转癌的可能。病与肝、脾、肺有直接关系，总由阴阳失调，肝气郁滞，脾胃虚弱，运化失常，湿热痰滞，以致痰热互结，痰瘀、血瘀而形成的硬节，现代医学诊断为淋巴结节。本例以慈菇海藻汤加减治疗，首以滋阴降火扶正，使五脏气血功能增强，再行驱邪药，以山慈菇、贝母泻热散痰结治瘰疬、瘿瘤为主，佐以川楝子、夏枯草疏肝泻火散瘀结，海浮石、海藻咸寒软坚治瘰疬、癥瘕，二陈、土茯苓祛脾胃痰湿，更以莪术、三棱、乳香、没药、虫药活血通络散瘀，外配膏药外涂以助解毒散邪。驱邪加扶正，病得快愈。

案例 2：孙某，男，52 岁，2014 年 5 月 27 日前来就诊。

自诉因脑瘤手术后，感觉精神不振，体倦无力，愿求中医药调理保健，巩固疗效，并要求配丸药长服，面黄，舌淡苔白。

脉诊：左寸沉小数关尺浮滑，右寸浮数关尺沉弦。

辨证：气阴虚寒，痰湿瘀滞。

治方：丸药。

处方：人参30g，云苓20g，焦白术30g，炮姜25g，川芎15g，当归30g，山茱萸30g，覆盆子30g，龟甲胶15g，鹿角胶50g，法半夏20g，胆南星20g，僵蚕30g，桃仁30g，土鳖虫30g，乌梢蛇25g。研细末、蜜制丸，日2次服。

7月14日前来复诊诉，服药后精力较好，愿再配药继服。依上方再以加减完善拟方：去桃仁、胆南星，加天葵子30g，鱼脑石40g，丹参30g，共研细末，蜜制丸，日2次服。

以后随访，身体状况平安，再无复发。

【按】本例左寸脉沉小为心脑气血不足，又关尺脉浮滑右寸脉浮数为肝肺痰火逆上，右关尺沉弦为脾肾痰湿，体现了整体气血阴阳两虚，生痰生湿，再加七情之郁而形成脑瘤的总体脉象和病因。病人为脑瘤手术后为保健巩固疗效，依此，方以补气扶阳健脾扶正，再以祛痰、消积、活血化瘀，以防疾病复发，达到了良好效果。本例显示了肾能生精，精能生髓生脑，以扶阳健脾、滋肾生精为根本五行治法的优越。

案例3：周某，女，68岁，2013年7月3日前来就诊。

因患肺癌，不能行动，前往就诊。已多方用药，咳嗽痰黏，胸部隐痛动则喘，饮食少，口干，舌暗苔厚腻。

脉诊：左寸数关尺沉细数，右寸关浮滑数尺虚。

辨证：肝肾阴虚，脾肺痰火瘀滞。

治方：芦根紫草汤合补阴汤加减。

处方：麦冬20g，沙参30g，枳壳15g，芦根20g，桃仁20g，薏苡仁30g，紫菀50g，浙贝母20g，紫草50g，生白及30g，重楼15g，桑白皮30g，降香20g，茜草20g，前胡10g，当归15g，云苓20g，砂仁10g，甘草15g，山楂15g，生地黄30g，菟丝子15g，牡蛎30g，钟乳石20g。水煎服。

以方服药后长时间未前来复诊，不知疗效如何。2014 年 8 月家属又来复诊，诉病人吃 20 剂药后症状消除，又继间服 1 个多月基本痊愈。现只有不欲饮食等症，求再前往就诊。

【按】本例脉左寸数关尺沉细数，右寸关脉滑数为肝肾阴虚，痰火瘀滞而形成肺部肿瘤。方以滋肺阴养血健脾清痰祛湿之法，以芦根、紫草、重楼凉血清痰解毒，配以桑皮、贝母、前胡祛痰降火利肺气，白及以消肿补虚生肌，桃仁、降香、苦草活血祛瘀降气，生地黄、菟丝子配合牡蛎、钟乳石以镇纳阴阳使肝火不得上浮，土能生金，清金以制肝，又以水生肝木，（肾）子能令母实，五行生，痰邪消，肺脏安，病得愈。

案例 4：李某，女，17 岁，2019 年 10 月 6 日前来就诊。

左颈部患淋巴肿瘤，经医院放化疗多次，花费多，身体虚弱。愿求中医治疗，口干，舌淡尖红，苔白。

脉诊：左寸关浮滑疾数尺虚，右寸虚关尺沉小疾数。

辨证：脾肾阳虚，痰火上扰。

治方：加味淋巴消肿汤。

处方：党参 15g，赤茯苓 15g，土茯苓 25g，麦冬 20g，郁金 12g，浙贝母 15g，夏枯草 15g，半枝莲 20g，当归 12g，黄药子 15g，猫爪草 30g，僵蚕 15g，瓦楞子（煅）30g，生地黄 25g，生牡蛎 30g，菟丝子 15g，海藻 15g，昆布 15g，肉桂 6g，巴戟天 15g，王不留行 12g，木香 10g，泽泻 15g。水煎服。

在服 10 剂后，又将土茯苓改为 30g，加白术 25g、金银花 15g、夏枯草 30g、浙贝母 25g，共加减继服 40 剂，淋巴瘤基本消失，又继服 1 个月得愈。

半年后随访没有复发。

【按】本症左脉浮滑疾数，右脉沉小疾数，邪正相搏，脾肾阳虚，相火上犯肝胆和七情所郁而致淋巴肿瘤，属中医瘰疬、阴疽等，为肝经痰火郁结，并与其他脏腑也有密切关系。首以参苓、白术补气健脾祛湿毒，麦冬、生地黄、巴戟天等滋阴扶阳，以扶正祛邪，以郁金、贝母、黄药子消痰解毒为主，以夏枯草、猫爪草、半枝莲、金银花入肝肺泻火散结解毒，海藻、昆布、牡蛎、瓦楞子以软坚磨积散痰结，当归、僵蚕、王不留行以养血活血散瘀，牡蛎、肉桂以降逆引火归元。本症以脉象看属肝郁痰火上扰积聚为病，肝瘀则痰火瘀结。方以滋水养木泻火，以补土生金和养血荣木，上以清金泻火散结解毒，下以滋肾潜阳使阴阳平衡。五脏同调，五行相生，诸药合力消除病邪。

肿瘤病为中医学的"癥瘕"积聚，毒邪吞噬人体气血，邪正相搏，脉象多疾数，口干，治疗艰难，必要扶养人体正气。脾胃为生化之源，健脾补中为要，再以滋元气养心神，增强免疫功能是最大的治疗力，牢牢掌握阴阳五行气血病机变化，增强免疫力的治疗功能，并要早发现早治疗，才能得到最佳成效。

十四、其他疑难杂症

案例 1：姜某，女，47 岁，2014 年 5 月 6 日前来就诊。

因右侧面瘫在某医院治疗 2 个月仍无效，药中曾用了藏红花和"牵正散"（白附子、白僵蚕、全蝎）以活血牵正，病情仍无改变，前来求诊，舌淡苔白。

脉诊：左寸关浮弦尺细，右寸浮小关尺沉弱。

辨证：脾肾气血虚寒，面中风。

治方：加味秦艽升麻汤。

处方：黄芪 15g，麦冬 10g，云苓 15g，焦白术 30g，炙甘草 10g，白芷 12g，当归 15g，川芎 8g，酒赤芍 12g，枳壳 10g，秦艽 20g，升麻 10g，防风 12g，羌活 10g，炮姜 15g，益智仁 20g，山茱萸 20g，熟地黄 25g，菟丝子 25g，肉桂 12g，制附子 6g，细辛 6g，淫羊藿 25g，丹参 20g，马鞭草 30g，泽泻 15g。水煎服 5 剂。

5 月 12 日复诊，面部歪斜减轻，患者高兴，脉诊右关脉已见少有力，继服至 15 剂药，病痊愈。

【按】经曰：中风有真中风与类中风不同，夹内伤者为类中风，本气为自病也。夫人年逾四旬，阳明脉衰于上，面焦发白，阳气衰于下将息失宜，肾水虚衰，心火暴盛无制而成天地不交之，加之七情之伤所得。中风者有中脏，中腑，中经脉之分。本症左脉为气血两虚，右脉更是短小、沉弱。因人面属阳明胃经，脾胃脉弱气血亏不能荣于面，感受风邪而致面中风。非属（中脏、中腑）心脑血管方面病。经曰："邪之所凑，其气必虚。"本方重用四君中白术以补益脾胃中气，秦艽养筋祛风，通行经络，羌活、防风驱外风，四逆加细辛等祛脾肾之寒邪。他药养肝肾滋元气，升麻为阳明胃药载药上行，以滋养面中经络，丹参、马鞭草活血通络，而不用牵正散，病则愈。重以五脏同调治本再治标，依此法屡治屡验。

案例 2：周某，女，20 岁，2003 年 4 月 5 日前来就诊。

自诉近来面部及前额出了不少青春痘，并有瘙痒感，求中药治疗。舌尖边红，苔白，

脉诊：左寸关浮数尺虚，右寸浮关沉数尺无。

辨证：肝旺，脾胃湿毒上犯。

治方：银翘解毒汤加味。

处方：麦冬 15g，白芍 20g，枳壳 10g，当归 15g，生地黄 25g，女贞子 15g，玄参 20g，云苓 15g，升麻 9g，白芷 12g，白鲜皮 20g，连翘 25g，牛蒡子 18g，金银花 20g，紫草 25g，苦参 10g，白术 15g，防风 10g，荆芥 8g，地肤子 12g，蝉蜕 6g，栀子 10g，肉桂 2g，丹参 20g。

水煎服 5 剂，面痘消失。

案例 3：贺某，女，71 岁，2013 年 9 月 6 日前来就诊。

自诉全身瘙痒有红点已 1 个多月，并大便秘，求中药治疗，舌暗红苔白。

脉诊：左寸关浮数有力尺小，右寸浮关尺弦小。

辨证：内热加风毒内侵。

治方：银翘解毒汤加味。

处方：麦冬 20g，天冬 20g，白芍 30g，枳实 15g，瓜蒌 20g，当归

20g，云苓 30g，山药 30g，郁李仁 15g，槟榔 10g，杏仁 15g，大黄 8g，白芷 15g，白鲜皮 20g，防风 10g，荆芥 8g，牛膝 15g，玄参 20g，锁阳 20g，连翘 25g，大青叶 15g，金银花 25g，苦参 10g，牛蒡子 18g，紫草 25g，蝉蜕 6g，地肤子 12g，丹参 20g。

水煎服 5 剂后，9 月 11 日前来复诊，诉皮炎全消失，大便也有改善，又继服 3 剂以巩固。

案例 4：孙某，男，46 岁，2005 年 6 月 8 日前来就诊。

建筑工人，因感冒风热两侧大腿上均出现密集小细疹，手掌大成片，瘙痒难忍，求中药治疗，舌红苔黄。

脉诊：两寸关浮滑数尺小。

辨证：肝脾湿热，外感热毒。

治方：银翘解毒汤加味。

处方：麦冬 20g，天冬 25g，虎杖 20g，生地黄 30g，当归 15g，玄参 25g，女贞子 15g，山药 20g，茵陈 20g，土茯苓 20g，白鲜皮 25g，白芷 12g，牛膝 15g，金银花 25g，连翘 25g，牛蒡子 18g，苦参 12g，大青叶 12g，紫草 20g，栀子 10g，蝉蜕 10g，僵蚕 20g，地肤子 12g，防风 12g，荆芥 6g。

水煎服 3 剂后减轻，又继服 3 剂全消。

【按】第一例脉象寸关浮数，左寸浮弦尺细，为阴虚心肝火旺，右寸浮关沉数，为脾肺湿毒上犯而致的青春痘。第二例左脉同为阴虚肝火旺，右脉寸浮关尺弦小，为脾肺和大肠经(便秘结)有湿毒而致的全身瘙痒症。第三例两寸关脉浮滑数尺小，为肾阴虚肝旺，肺脾湿热复感风热引起的腿部皮炎。皮炎也谓瘙痒症(有多种类型)，多为肺脾气血虚、血热，复感风邪所致，因肺主卫气，卫气弱则表虚腠理不固易感外邪。脾主中气、肌肉，又中气空虚，此二者是感受风邪致病的主要原因。又因体质不宜食牛羊肉、海鲜、辛辣等食物引发。《素问·调经论》曰："血气不和，百病乃变化而生。"治则益气健脾、凉血、清热解毒祛风。余以自制银翘解毒汤(金银花、连翘、牛蒡子、苦参、白芷、紫草、大青叶、蝉蜕、地肤子、防风、荆芥）加减治疗各症，效果良好。金银花、牛蒡子入肺、胃以清热解毒，连翘入心、小肠以解毒散结、清心利尿，大青叶、紫草入心、肝凉血，活血解毒透疹利尿，苦参以燥肠胃湿热，白芷、荆芥、防风入肝脾诸经，皮里膜外发散湿邪，地肤子、蝉蜕以利尿通淋祛湿止痒。上肢加桑枝、羌活，下肢加牛膝、独活。脉涩气血虚者，加八珍汤。扶正祛邪，调养气血是治疗本病的关键。

以上皆在补养气血中，凉血活血祛风解毒，"血行风自灭"。

附：治脚气方

(1) 用小米糠煎水，泡脚 7 天。

(2) 治脚气，脚臭：生姜二两，切片，食盐一两，先煮生姜时许，去渣加盐化开，再倒入 9 号白醋二两。每晚泡脚 30 分钟，一般 3～7 次好转，4 周根除，屡用屡验。

案例 5：陈某，男，40 岁，2014 年 8 月 12 日前来就诊。

自诉两脚跟发热，腰、腿肚子发胀不舒服，身体酸软无力，口腔溃疡，且睡眠不好，口干舌红紫，苔黄腻。

脉诊：两寸沉伏数、两关浮弦数、两尺沉数。

辨证：肝肾阴虚火盛，湿热瘀阻三焦。

治方：滋阴降火汤加味。

处方：麦冬 20g，天冬 20g，五味子 9g，白芍 20g，枳壳 12g，连翘 20g，浙贝母 10g，竹茹 8g，射干 10g，木通 6g，当归 15g，生地黄 25g，女贞子 15g，茯苓 30g，山药 30g，茵陈 20g，薏苡仁 20g，栀子 10g，牛膝 15g，牡蛎 30g，黄柏（盐炒）8g，知母 20g，车前子（包煎）20g，丹参 20g。

水煎服 5 剂后诉睡眠好转，各症减轻又加黄柏至 10g，去天冬加沙参 30g，以增强生津补五脏之阴，又继服 5 剂。

9 月 2 日复诊诉各症好转，走路有力了，仅口腔溃疡和两脚发热余邪仍在，脉诊，两寸尺沉数，两关浮弦数，口干轻了，舌苔少黄。依上加竹叶、玄参、山楂、磁石，以增强清心酸敛镇阴之力。

麦冬 20g，沙参 30g，五味子 10g，白芍 20g，浙贝母 15g，连翘 25g，射干 12g，竹茹 8g，竹叶 6g，木通 6g，茵陈 15g，当归 15g，生地黄（盐炒）25g，玄参 15g，女贞子 15g，茯苓 20g，山药 20g，薏苡仁 20g，山楂 30g，甘草 10g，牛膝 15g，黄柏 10g，知母 20g，磁石（煅）30g，栀子 10g，车前子（包煎）20g，丹参 20g。

水煎服 5 剂后诉疗效好，又依上继服 5 剂，病告愈。

【按】本病以症脉合参，两寸沉伏为火瘀上焦心肺，两关浮弦数为湿热瘀阻中焦，两尺沉数为火承水位，是阴虚火炽，湿热内阻，上扰心神的综合征，是人群中少见的病。用药以黄柏、知母、生地黄、玄参、女贞子之苦寒滋阴坚阴清三焦之火，以生地黄、麦冬、沙参、当归、白芍、山楂之甘苦酸生五液养阴清心降火，以甘草、茯苓、山药、薏苡仁之甘以健脾祛湿养阴，以连翘、射干、贝母、竹茹、茵陈之苦甘寒清心、肝、脾胃湿热痰火，更加栀子、竹叶、木通、车前子清三焦利小便，后以五味子、牛膝、磁石合诸药入肾滋阴镇阴使龙火不得上升。诸药合力，各以滋之，清之，泻之，敛之，利之。使阴生火降阴阳得平，五脏安和，病得愈。

案例 6：曹某，女，74 岁，2014 年 8 月 2 日前来就诊。

自诉两小腿至脚面浮肿，两手颤抖右手重，小便频数，说话舌涩不爽，身体沉重无力，走路不稳。舌暗苔薄白。

脉诊：两寸沉虚，左关尺沉微，右关尺沉短紧。

辨证：气血亏虚，脾肾寒湿瘀阻。

治方：黄芪桂枝五物汤合麻黄附子细辛汤加减。

处方：黄芪 15g，党参 15g，麦冬 12g，五味子 6g，白芍（酒制）15g，桂枝 8g，当归 20g，川芎 10g，茯苓 15g，白术（炒）25g，苍术（炒）15g，干姜 20g，山茱萸 20g，枸杞子 12g，菟丝子 25g，杜仲（炒）15g，牛膝 15g，益智仁 25g，肉桂 15g，附子（先煎）10g，淫羊藿 20g，防风 15g，羌活 10g，半夏 15g，陈皮 10g，泽泻 15g，麻黄 6g，细辛 8g，炙甘草 15g，川椒 10g，威灵仙 20g，姜黄 15g，黄芩（炒）12g。

水煎服 10 剂后诉下部浮肿消除,他症也减轻,又依上加减服 15 剂各症痊愈,患者高兴,又依方配丸药以巩固。

【按】本症脉象皆沉微短紧,为气血虚寒湿而致的综合征。以黄芪、附子、四物补气生脉,白术合四逆汤补中下焦之阳,合桂枝通阳解肌散寒,苍术、半夏燥太阴寒湿,附子、麻黄、细辛、淫羊藿、川椒等入太阳、少阴兴阳祛寒利水,以姜黄、威灵仙活血通络,五脏气血强,三焦通利,诸症解除。

案例 7:刘某,男,50 岁,2011 年 12 月 19 日前来就诊。

因血压高 160/110mmHg,头晕,体倦无力大便干,前来求中药治疗,口干,舌暗苔薄白。

脉诊:两寸关浮数,两尺沉弱。

辨证:肝盛阴虚,脾胃运化失常。

治方:五行补真汤合润肠丸加减。

处方:沙参 30g,麦冬 15g,五味子 10g,白芍 30g,川楝子 15g,钩藤 20g,何首乌 20g,女贞子 20g,生、熟地黄各 30g,决明子 20g,牡蛎 30g,菟丝子 30g,云苓 30g,山药 30g,山楂 30g,天花粉 20g,栀子 10g,淫羊藿 30g,车前子(包煎)30g,川牛膝 20g,附子 6g,黄连 10g,黄芩 15g,麻仁 10g,酒大黄 8g,桃仁 10g,丹参 25g。

以上共加减水煎服 1 个月,血压恢复到 120/85mmHg,他症也好转。

【按】本例脉象两尺沉弱两寸关浮数,为肾阴阳亏虚不足致阴阳严重不平的高血压症,肾藏精主五液,又致精神疲倦和大便干。阴虚水不足则肝亢灼阴致脾胃津液内分泌失调,口干,大便干,肾阳亏则脾胃失去运化能力等症。方中以地黄加三子、淫羊藿、附子,强肾益精调阴阳,以白芍、钩藤、牡蛎、山楂等平肝降压降脂,又心为君火,肺属金为肾之母,与大肠相表里。以沙参、麦冬、黄连、黄芩入上焦心肺养阴清火,使肺得肃降,肠胃得润。五味子、川牛膝引药入肾,云苓、山药、决明子、麻仁、桃仁、大黄等养脾胃之阴强运化。五行相生,阴阳平衡。

案例 8：徐某，女，57 岁，2009 年 1 月 18 日前来就诊。

因病在某医院治疗，现代医学检查为肾炎，潜血（+++），尿蛋白（+++），心脏膨大，下半身从脚腿浮肿至中脘部，小便闭塞不通，已输液 2 天无效。病人肚腹鼓之如鼓，坐卧不安，非常痛苦，在这病难危急无措关头，其女儿电话求我到医院诊治，舌红赤口干苔少。

脉诊：左寸关浮数有力尺沉小，右三部沉无。

辨证：阴衰于下，火格于上，肝肺瘀阻，小便闭塞。此危症以深思谨慎出方。

治方：五行补真汤加减。

处方：龟甲 15g，熟地黄 30g，何首乌 10g，玄参 25g，白芍 30g，麦冬 30g，益母草 20g，怀牛膝 20g，车前子（包煎）20g，茯苓 20g，白术 20g，炮姜 20g，枳实 15g，肉桂 6g，附子 6g，鹿角霜 30g，菟丝子 20g，木香 9g，桑白皮 15g，炒蛤粉 30g，栀子（炒）10g，猪苓 15g，泽泻 15g，大腹皮 15g，水煎服 2 剂。

煎服 1 剂后 2 小时，小便通了，危难解除，病人安然地睡了。

【按】本例脉象已现太过与不及（左为阳右为阴），阴阳偏胜之脉。上有心热致心脏膨大至极，下有严重肾炎脚腿浮肿，又出现小便闭塞不通 2 天，致小腹积水，鼓之如鼓。此病是中医少见之危难症，以四诊辨证谨思，本症为阴阳相格，水火不济所致。肾阴阳虚衰不得生化，肾主两便，开合失度，脾失蒸化，肺失化源，同时肝失疏泄。方以龟甲、熟地黄、何首乌入肾滋水，水能养木，又水能令母（肺金）实，以肉桂、附子、鹿角霜、菟丝子入肾兴阳化湿，姜、白术以健脾扶中阳，以麦冬、地黄、玄参、栀子养心阴清肺源，白芍、益母草平肝活血利水，木香、大腹皮顺气，五苓散去桂枝以健脾利水，更加桑皮、蛤粉、大腹皮以泻火利水消肿，共以通利三焦导水消肿。本症在治疗上体现了五脏阴阳五行整体辨证法的优越，体现了肾是疑难病治疗的总枢机关，及其脉诊的重要性。难症解除，再以逐步调理余症。

案例 9：陈某，28 岁。

自诉夜间盗汗，入睡汗出，醒来汗止，衣被尽湿。多医无效，求诊。舌质淡。

脉诊：两寸关沉细数，两尺虚无。

辨证：气阴两虚盗汗。

治方：玉屏风散合当归止汗汤加味。

处方：当归身（以妇乳水浸半小时捞起晾干后入药）30g、白芍 12g，龟甲 30g，白术 10g，防风 5g，甘草 3g，五味子 6g，石斛 10g，玉竹 15g，黄芪 15g。

水煎服 2 剂愈。

案例 10：鲍某，男，41 岁。

体素肥胖，心悸气紧，经常出汗，夏日时更为大汗淋漓，四肢冰冷。舌淡苔薄。

脉诊：左寸关沉虚短尺无，右寸关沉散尺无。

辨证：阳虚自汗。

治方：芪附汤加味。

处方：生黄芪 60g，党参 60g，龙眼肉 60g，五味子 12g，附子（先煎）30g，肉苁蓉 12g，生地黄 12g，山茱萸 12g，巴戟天 12g，桂枝 3g，鸡血藤 18g，白芍 9g，金樱子 24g。

水煎服 10 剂愈。

【按】以上两例同为汗证，但证因阴阳不同，从脉象看前者脉沉细带数，为气阴虚内热而盗汗；后者六脉皆虚散，为阳虚及阴而自汗。前者以玉屏风散补气固表和中，以当归、甘草养血和营，龟甲乃滋肾阴良药，石斛、玉竹养脾肺之阴，白芍、五味子酸敛入阴止汗；后者为大汗陷阳之证，预后有虚脱之危，治非附子、党参、黄芪以益气扶阳，龙眼肉益气养心血，辅以白芍、桂枝和营卫固肌表，肉苁蓉、巴戟天、生地黄、山茱萸以滋肾中阴阳，鸡血藤养血活血，金樱子酸涩益气补精止汗，共为扶阳益阴敛汗。

案例 11：马某，男，57 岁，2008 年 7 月 12 日前来就诊。

自诉肠炎月余，便泻如水，重时日达 10 余次，时有腹痛，体乏无力，求中医治疗，口干，舌暗尖红，苔白。

脉诊：六脉沉细数。

辨证：脾肾两虚，湿毒内蕴。

治方：痛泻要方加味。

处方：太子参 15g，焦白术 60g，白芍 30g，赤芍 30g，防风 30g，陈皮 30g，黄柏 10g，升麻 6g，生、熟地黄各 20g，山茱萸 10g，金银花 15g。水煎服 5 剂后大便成形，他症好转，又继服 3 剂病愈。

【按】本证为现代医学菌毒性慢性肠炎，由于腹泻日久脾肾两虚正不敌邪，并内分泌失调津亏口干、体乏无力导致。脉已沉细，但细数，是慢性肠炎的象征。方中以太子参、焦白术补气健脾，合山茱萸、地黄滋肾生津扶养正气。赤白芍、黄柏、金银花，消肠胃湿毒。白术、芍药、防风、陈皮为痛泻要方更加升麻，补脾理气泻肝木治腹痛解毒升陷之功，依此加减治疗各种肠炎均有较好疗效。

案例 12：王某，男，71 岁，2020 年 9 月 2 日前来就诊。

自诉几个月来小便不通畅渐致点滴小便，并小腹胀痛腰酸。经医院检查为前列腺增生，直径已有 3cm 大小，经中西医治疗无效，医生建议手术治疗，自己愿求中医药治疗，舌淡苔白，口不渴。

脉诊：左寸关浮弦尺小，右寸关弦缓尺无。

辨证：气阴亏，脾肾寒湿瘀阻。

治方：癃闭汤加减。

处方：黄芪 50g，苍术 20g，黄连 9g，当归 15g，枳实 15g，砂仁 15g，海螵蛸 20g，炮姜 18g，云苓 30g，川楝子 30g，乌梅 15g，杏仁 12g，木香 10g，冬葵子 20g，槟榔 12g，肉桂 20g，附子 5g，益智仁 30g，小茴香 20g，麻黄 5g，细辛 6g，车前子（包煎）30g，桑寄生 30g，菟丝子 20g，皂角刺 20g，王不留行 20g，九香虫 6g。

水煎服 5 剂后，患者诉小便略有通利并觉口干，又加麦冬 12g 继服，共水煎服 16 剂药，小便通利，他症也解除，病愈。

【按】本例脉象左弦右弦缓，两尺虚无，为脾肾虚寒湿瘀阻所致前列腺增生（肥大），中医谓其小便癃闭，老年人多得。前列腺为足厥阴肝经脉循行所过之地，可视作肝经瘕积所致。多因年老肾亏阴阳失和，经脉不利，相火妄动，煎熬津血，致痰凝瘀阻，滞结肝经形成肿物，治当对肝经结肿疏理消散为主治之。本症以气虚寒湿瘀阻为病，方以黄芪、肉桂、附子、小茴香补气温阳化气，以当归、桑寄生、菟丝子清肺养血益肾固精，姜、附子、益智仁扶脾肾之阳，麻附细辛汤以解表里之寒湿。杏仁开肺气，川楝、木香、槟榔疏肝气破滞气，苍术、砂仁、车前子、冬葵子以健脾祛湿消肿，更加乌梅酸涩以排毒消肿，皂角刺、王不留行、九香虫以活血化瘀消肿，使病痊愈。

（以上医案病例，皆为笔者临床治疗实例记录，仅供医者临床参考选用。另治法立方之意在后记中另有论述。）

十五、外附治方

治半身不遂方

治方：全蝎、蓖麻、制川乌、白芥子各 12 克。(此方出自《本草纲目》)

用法：共为细面，分为三份，每次取一份，用葱白汁调药面成块捏成圆形药饼，贴于有病一侧的脚心涌泉穴，用布把脚包严，泡于热水盆中，以水温不烫而能淹没脚脖子为度，约 20 至 30 分钟，待身上有麻木感或出汗后，将药去掉。每隔 15 天再外用一次。宜谨避风，自然手足可举，半月再行一次，除根。

疗效：用此方治疗数十例半身不遂患者，疗效神速。一般连用 3 次后，即可痊愈。

注意事项：如病者虚弱、心悸等忌用。须先服中药气血充足，能活动后再用，或遵医嘱。

说明：本配方原方是"穿山甲"，因国家规定，作者改用了全蝎，蜈蚣也行。

治疗尿毒症方

[辨证一] 脾肾两虚，水气泛滥，浊邪内盛。

[治方一] 西洋参 (或人参)6g，茯苓 15g，白术 12g，白芍 12g，黄连 5g，苏叶 9g，猪苓 15g，泽泻 15g，制附子 (先煎)9g，生姜 12g。水煎服。

[辨证二] 肾阴亏虚，气机逆乱，气短，恶心呕吐。

[治方二] 方①土茯苓 200g，泽泻 25g，桑椹子 25g，女贞子 20g，枸杞子 15g，制附子 15g，仙茅 10g，白蔻 10g，海马粉 10g(分三次冲服)。水煎服。

方②土茯苓 200g，白茅根 100g，枸杞子 15g，桑椹子 10g，肉苁蓉 10g，党参 3g，制附子 3g。水煎服。

某患者服用方① 4 剂后，气短、恶心呕吐减轻。更方②加减服用 12 剂后，相关化验指标恢复正常。

【验方】

方一：党参 12g，黑大豆 (打)90g，熟附片 (先煎)15g，炒枳实 10g，生大黄 (后下)9g，甘草 5g。水煎服。

方二：绿豆 2 把，大蒜数头，白茅根一把。加水熬煮，再加入适量红糖。某患者连服半个月后，疗效显著。

【总结】

治疗尿毒症，以阴阳双补可取功，以阴中求阳，阳得阴助，则生化无穷。

滋阴清热：熟地、龟甲、黄精、桑椹子、元参、黄柏、知母。

温肾固涩：附子、淫羊藿、补骨脂、菟丝子、覆盆子、锁阳、赤石脂。

活血化瘀：当归、益母草、大蓟、冬葵子、接骨木。

如早间尿蛋白少，活动后多，为肺脾气虚，不能统摄，加升麻、黄芪、党参之类。

如晨间尿蛋白多，下午少，则重用补骨脂、覆盆子、赤石脂。

如尿蛋白长期反复，以清热解毒、消炎：蝉蜕、白花蛇舌草、一枝黄花、重楼、蒲公英、板蓝根、苍耳子。

后　记

20世纪60年代的一次机遇使我有幸拜当地名医为师，由于对中医学的挚爱，从而走上以自学为主的中医之路，伟大的国医宝典赋予了我宝贵的医疗智慧。成功的路上是有磨难艰辛的，在实践中探讨进取，并博采百家，进而逐步丰富了我的临床医疗经验，在医疗各科多项取得治疗成功和显著医疗成果。我以仁医之术，为解除人类的病难而奔忙。回顾几十年的医疗之路，是从青年初学医时对脉诊和医药的少知，及对病症肤浅的认识，又经过多少个不眠之夜，到对病症的认识到实践，再认识再实践研究探讨治疗，用药后随访，并遵循着师父的指导在实践中体会的过程。伴随着脉诊的学习，从迷茫到熟练掌握脉诊辨证的过程，也是逐步从脉诊辨证中探讨攻克难治病的过程。

我记得30多年前，对一窍不通的神志病，我在探讨治疗用药时，听一专家说这是目前世界的难题。之后心中始终抱着这一疑虑，终在10年后的脉诊辨证中探索到了此类疾病的病症根源，经多年治疗病例的验证，现在已如同治疗其他一般病一样，不是什么疑难病了。同时以脉诊为主的四诊辨证，对一些难治病反复学习、探讨，在医疗实践中开辟了新的医疗方向。如失眠症、哮喘、各种胃病、不孕症、糖尿病、肾炎病和肿瘤病等多种疑难病也相继探讨并取得显著疗效。另外，我曾多次奔越千里拜访外地名医和参加医学交流会等，这才有了老年医术的成熟。医疗技术无止境，我本要攀登更高医术境界，去解决更多更难的疾病，但不想已到了人生古来稀的年迈之际，心有余而力不足了。回忆起几十年来的医疗之路，虽无大造但也有小成，加上看到医界医疗成效高低不一，尚又感到它的珍贵。

所谓经验，只是回顾自己在医疗道路上，不断学习、实践、总结，再学习、再实践再总结的反复过程，整理与众医采访交流的收获和心得，总结经验，找出不足，努力探讨研究，才能"更上一层楼"。医海深渊，人生短暂，任何人都要虚心学习，干到老学到老，才能丰富医疗智慧，让医绩无限。

脉诊技术是中医学辨证施治中的重要辨证组成部分，明医来源于好的脉诊技术，在当前中医学衰弱的情况下，脉诊技术尤为重要，需要发展和提高。回顾多年的医疗途径，在《黄帝内经》《难经》和《濒湖脉学》等脉学理论技术的哺育和启发下，深感在医疗临床四诊辨证中，只有通过脉诊技术诊断才能获得显著医疗成果。在辨治过程中，以六部脉作的三部九候脉法显示了病的病因、阴阳、病机病理，才可以拟出优良治法和制方，才能得到最佳疗效。否则，就得不到好的疗效。依此很多没有治过和没见过的奇难重病，通过脉诊辨证也会迎刃而解。《素问·脉要精微论》："浑浑革至涌泉，病进而色弊，绵绵其去如弦绝，死。"即脉来浑乱，弦大实长，但出而无反之象，或脉微微似有，又骤然如弦止，巨大反差的脉象，是必死的。又曰："切脉动静，而视精明，察五色……决死生之分。"即脉诊与望诊结合，以辨别人体脏腑盛衰情况，并判断病人死、生，是脉诊技术在医疗临床的重要意义。

临床以脉辨证立法立方用药，是取得疗效的关键，从古至今，既有传统之道，又有形式不一的状况。按《黄帝内经》理念，在制方上以"君、臣、佐、使"之制，又根据病的盛衰缓急需要，以奇、偶之制或奇偶配治，灵活运用。小方二至九味，中方十几味，又病情复杂者（综合难治病），药味多少就不等了。因时代背景和学医途径等不同，各医家都有着不同程度的学术观点和方式。如扶阳、滋阴、治标、治本等治疗思维方式不同，历代医家的制方既有小方也有二十至三十味之多者不等。一般医者更是制方多异，有不少医者也就依自己的方式制方了，但都以实现临床疗效为目的。总之"君、臣、佐、使"之制是古代传统医学在临床辨证施治立方中的一个医疗学术思维模式，它是用主次配伍用药思维立方，以达到条理有序的治疗目的，为历代临床辨治立下了一定的功绩。

本书所提出的"五行治法"立方模式，是以脉诊为主的四诊辨证中，以三部九候脉法，探知五脏六腑综合诊断信息，依此对每个脏腑盛衰所出现的病机病理，以阴阳五行规律进行辨证立法立方，针对目标明确，既客观又科学，是医者容易掌握运用的辨证立法立方模式。它遵循了阴阳和五行生克规律，符合人体气血机制和临床客观实际，发挥了阴阳在人身气血生发的总根本，利用五行生化提升了人身整体的免疫功能。我总结多年临床疗效验证，其治疗快，疗效高，痊愈率高。

本书医案立方中，以五脏同调，平阴阳运五行为整体的辨证立方中，将《难经》对五行学说的"虚则补其母""子能令母实"之法运用于医方中，如在治咳嗽方中，以麦冬桑皮杷叶甘草汤治咳治其标，又加入生地黄滋肾水，肾水强以达到"子能令母实"（肺金）的效果，又水强木得养，继而推动了五行生化，使人体功能增强。不但治效快，而且不反复。

本书着重论述了阴阳在中医学中的重要意义。介绍了阴阳五行规律观念创立辨证论治的治法立方新模式，并提出了肾中阴阳是治疗疾病恢复气血的总枢机关，故治方中多有女贞子、菟丝子、淫羊藿、巴戟天、肉苁蓉等滋养肾中阴阳的药，以达到滋阴生精、生发阳气，以振兴整体气血，与只用附子兴阳的效能意义不同。另外，方中多有麦冬，以养阴调神，神为心灵之阳，心神振，邪气散，是五行治法所用也。

本书是在《黄帝内经》《难经》等传统医学、脉学宗旨理论的启示下，提出新的医疗学术观念及临床心得经验，以供读者参考，提高诊疗水平，提高临床疗效。但由于水平所限，希望广大医者在医疗实践中以感悟探讨，总结出更好的经验，也走出自己的成功之路，以提高中医药临床治疗疗效，以自己的贡献推动中医药事业的发展，同时也不辱新时代中医药事业发展的责任和使命。

传统中医药文化之所以流传几千年而不衰，不仅因为它有着超前的医疗技术，捍卫着人类的健康事业，还因为历代医家都以对人们关心、同情，忘己治病救人，悬壶济世的品德，深受人们欢迎。如古代"神医"孙思邈视救人一命，如施舍千金的贤德，世代被人传诵。

在我的童年（20世纪50年代），邻乡的多个名医，多是徒步（那时没有交通车具）和免费为人看病的。因此，我在多年的医程中也是践行着先师的品德，平目对待贵贱贫富，并对老弱者以免费或上门送医送药，患者的疗效便是心中的己任和欣慰。古云："道无术而不行，术无道而不久。"只有德医并行者才是受人们尊重而为长久的"上工"大医也。这也正是传统中医药文化中"文化"的含义。

书是知识的源泉，不仅要多读书，还要以诚心向各专家名师拜访交流和拜大众为师，因个人的知识和见解是有限的，通过学习交流才能丰富自己。诸多医疗事实说明，大医在民间，很多专方、秘方和绝技多蕴藏于民间，尤其大众和病患对自己疗效的反映，可使医者不断总结经验，不断前进，更是医者最好的"老师"，是我几十年来深刻的感悟。

编写本书曾得到岳汝华、吕大钊、王怀启医友的帮助指导，对他们的帮助表示衷心的感谢！

刘耀廉

中国科学技术出版社医学分社图书书目

ISBN	书　名	作　者	定价（元）
<td colspan="4" align="center">名家名作</td>
978-7-5046-7359-6	朱良春精方治验实录	朱建平	35.00
978-7-5046-8287-1	柴松岩妇科思辨经验录：精华典藏版	滕秀香	68.00
978-7-5046-8136-2	印会河脏腑辨证带教录	徐远	35.00
978-7-5046-8137-9	印会河理法方药带教录	徐远	35.00
978-7-5046-7209-4	王光宇精准脉诊带教录	王光宇	29.50
978-7-5046-8064-8	王光宇诊治癌症带教录	王光宇	35.00
978-7-5046-7569-9	李济仁痹证通论	李济仁，仝小林	29.50
978-7-5046-8168-3	张秀勤全息经络刮痧美容（典藏版）	张秀勤	98.00
978-7-5046-9267-2	承淡安针灸师承录（典藏版）	承淡安	38.00
978-7-5046-9266-5	承淡安子午流注针法（典藏版）	承淡安	38.00
<td colspan="4" align="center">经典解读</td>
978-7-5046-9473-7	《内经》理论体系研究	雷顺群	99.00
978-7-5046-8124-9	新编《黄帝内经》通释	张湖德	99.00
978-7-5046-8691-6	灵枢经讲解——针法探秘	胥荣东	128.00
978-7-5046-7360-2	中医脉诊秘诀：脉诊一学就通的奥秘	张湖德，王仰宗	29.50
978-7-5046-9119-4	《医林改错》诸方医案集	甘文平	49.80
978-7-5046-8146-1	《醉花窗》医案白话讲记	孙洪彪，杨伦	28.00
978-7-5046-8265-9	重读《金匮》：三十年临证经方学验录	余泽运	48.50
978-7-5046-9163-7	《药性歌括四百味》白话讲记①	曾培杰	26.00
978-7-5046-9205-4	《药性歌括四百味》白话讲记②	曾培杰	26.00
978-7-5046-9277-1	《药性歌括四百味》白话讲记③	曾培杰	26.00
978-7-5046-9278-8	《药性歌括四百味》白话讲记④	曾培杰	26.00
978-7-5046-9526-0	《药性歌括四百味》白话讲记⑤	曾培杰	26.00
978-7-5046-9527-7	《药性歌括四百味》白话讲记⑥	曾培杰	26.00
978-7-5046-9528-4	《药性歌括四百味》白话讲记⑦	曾培杰	26.00
978-7-5046-9529-1	《药性歌括四百味》白话讲记⑧	曾培杰	26.00
978-7-5046-9487-4	《药性歌括四百味》白话讲记⑨	曾培杰	26.00
978-7-5046-7515-6	病因赋白话讲记	曾培杰，陈创涛	18.00
978-7-5236-0013-9	《运气要诀》白话讲记	孙志文	45.00
978-7-5236-0189-1	《脾胃论》白话讲解	孙志文	45.00